日本醫學博士教你 90秒跑走法，3個月速瘦6公斤

運動生理學研究室教授 **田中宏曉** 著　胡慧文 譯

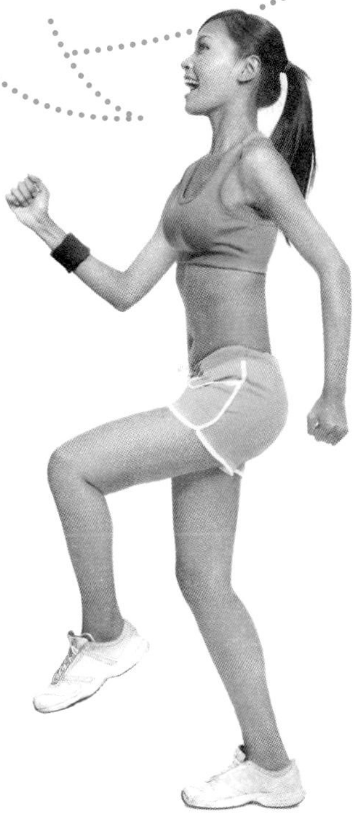

前言

筆者在福岡大學的體育科學部執教鞭，運動生理學是我的專業，而且平素埋首運動療法的研究樂此不疲，卻還是忙到疏懶了運動，竟然和多數人一樣落入運動不足的命運。加上平日吃太多，養出一肚子肥油，結果罹患了代謝症候群（譯註❶）。我當然知道如何減肥，而且還清楚得很，只差沒做而已。年過四十五歲時，我痛下決心力行減肥三個月，順利減去十公斤，回復到二十多歲年輕小伙子的體態，而且至今不曾復胖。

多數人一說到消肥肚，就會聯想到「健走」（walking），事實上「跑步」（running）的效率更高，它的減肥作用大約是健走的兩倍。然而，別說是跑步，不少人一聽到「慢跑」（jogging，就是慢慢的跑）就已經兩腿發軟，對跑步自然是敬謝不敏。所以說，想要從事跑步減肥，必須要有相當的覺悟才行。不但如此，要在百忙中挪出時間來跑步，又是一項艱難的大工程，我也是被這一點給困住了。不過困難總要想辦法克服，最後果然被我給想出方法。

無論跑得多慢，又或者是走得多快，只要距離相同，消耗的能量都是一樣的。如果是用走路的速度，或甚至用比走路更慢的「超慢跑」方式來進行，那麼無論是誰都可以輕易辦到。幾年前，**NHK**的益智節目〈老師沒教的事〉，曾經介紹此法與其效用，「超慢跑」這個新鮮的名詞還是當時的節目主持人新井小姐為它取的。

筆者平日抽不出時間來跑步是司空見慣的事，為了解決這個困局，我改用聚沙成塔、化整為零的靈活戰術，一整天加總起來，就可以達到有效運動的距離，而且穿著西裝也能夠運動，不必再更換裝備。到外地出差的時候更好用，徒步移動當然是在運動，而就算是在車站或機場等候時，也可以抽空跑步一分鐘外加走路三十秒。平常上班的路上、工作的空檔、午休時間、下班回家的途中，都可以撿拾零碎的時間輕易跑上三十至六十回，每回只要跑一分鐘，整天累加起來就有三到六公里，效果空前的好。

不過這下子又得面臨另一個難題，那就是如何計算跑步次數才好。我靈機一動，想到了一面聽著音樂節拍（見本書所附的CD）、一面跑步的主意。

我把這個簡單得不得了的方法推薦給很多人，他們也都順利消除了代謝症候群的症頭。而在解決了健康上的「心腹大患」之餘，也不知不覺練就了足以全程跑完馬拉松的好體力。

筆者此刻正在跑完曼谷馬拉松之後飛回日本的飛機上。為了預防「經濟艙症候群」（譯註❷），我方才原地踏步了一分鐘，前後共六十次，感到渾身舒暢。算一算距離，我已經在飛機上跑了六公里，以我個人的體重來說，相當於消耗了三百大卡。

但願大家平日都能把時間的零頭拿來進行跑走法，永保年輕有型的體態和充沛的體力。

2013年5月　田中宏曉

於飛機上

譯註❶：代謝症候群，主要包括高血壓、高血脂、高血糖、肥胖（特別是腹部肥胖）、高尿酸血症等威脅心血管健康的危險因子所集體表現的現象。

譯註❷：經濟艙症候群的正式醫學名稱為「深度靜脈血栓」（DVT），起因於長時間坐在狹窄空間內，缺乏活動使血液循環不良，血液濃稠度增加，造成靜脈血管內出現微小血栓，從大腿漸漸擴至心肺部位。患者一站起來，血栓隨著血流推送至肺部，引起胸痛、呼吸困難，嚴重時會陷入虛脫，甚至猝死。除了搭飛機之外，其他長途交通工具或久坐看電視、打電腦等等，也可能出現以上症狀。

關於「90秒跑走法瘦身CD」

- 這張CD是以最適合超慢跑的節拍一八〇BPM（每分鐘一百八十步的跑步速度）六十秒，加上稍快的步行速度一二二BPM（每分鐘一百二十二步的步行速度）三十秒，合計九十秒的音樂為一組，共收錄十四組（合計二十分鐘）。
- 跑步六十秒以後，利用緊接著的三十秒步行時間調整呼吸，再繼續跑下一個六十秒。以一百八十BPM的速度跑步，一開始或許會因為趕不上節拍而感到有點吃力，只要用輕鬆的心情嘗試調整自己的步幅即可。跑步時請留意別讓腳跟先著地，而是用前腳掌先觸地。
- 跟隨音樂的節拍跑步，有助於保持理想的運動節奏，同時鼓舞士氣，自在享受跑走法的樂趣。
- 利用這張CD進行跑走法，最初一天只要跑二十一分鐘（十四組音樂），每星期合計跑一百八十分鐘以上。持之以恆的練就體力以後，即可見到減肥以及改善或預防生活習慣病的功效。
- 本張CD可以在CD 播放器使用，也適用於數位音樂播放器（Digital audio player）。

音樂：竹田元 製作：Della Inc. 監修：田中宏曉

【本光碟保存注意事項】
請勿置於陽光直射或高溫、潮濕處。
使用後請存放在CD專用盒內。
CD專用盒上請勿壓置重物，或將其掉落地上，以免CD專用盒破損而傷及光碟。

目錄 Contents

第3章

小小飲食控制，瘦得更輕鬆

第4章

科學證明，跑走法超健康！

第5章

為什麼跑走法可以令人瘦得輕鬆無負擔？

第6章 聽著音樂跑，輕鬆變苗條！

第1章

配合音樂節拍，進行超慢跑一分鐘+快走三十秒的九十秒跑走瘦身法

超慢跑一分鐘＋快走三十秒就能瘦！

▼▼▼你是否一而再的勒緊褲腰帶節食減肥，卻總是屢戰屢敗，要不了多久又復胖？你是否明知道多動才是減肥的不二法門，可是總為生活忙到沒時間、沒體力？再說，你或許本來就不是運動的料。

這可能是很多現代人不運動的共同心聲。

不過，現在有個簡便的好方法能夠一次解決妨礙大家運動的所有不利條件，各位甚至不必要刻意挪出寶貴時間來運動，只要撿拾每天的零碎時間就能辦到，而且即使沒有運動經驗和體力也可以照做不誤，這就是我要在本書向大家鄭重推荐的「跑走瘦身法」（Slow Jogging Diet）。

「跑走瘦身法」的方法很簡單，就是先慢慢跑步一分鐘，再稍微快走三十秒鐘，以此做為一組完整動作。只要在一天當中的任何時間重複進行四十組，每日累加起來就完成了一小時的運動。如果天天持續不輟，累積的效果不容小覷。

接下來，就讓筆者為大家解說「跑走瘦身法」的功效和優點吧！

超慢跑 1 分鐘＋快走 30 秒的跑走法

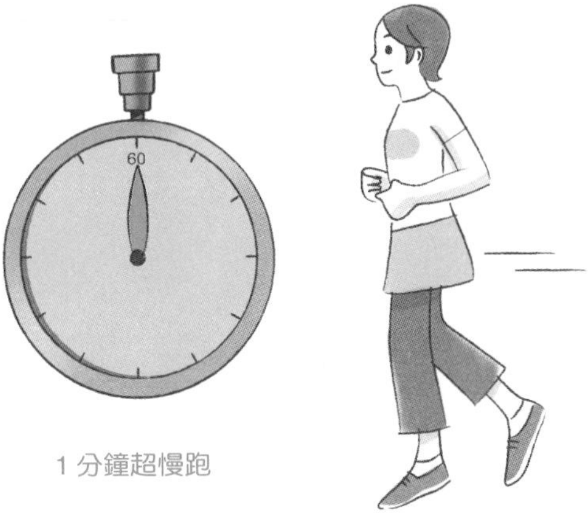

1 分鐘超慢跑

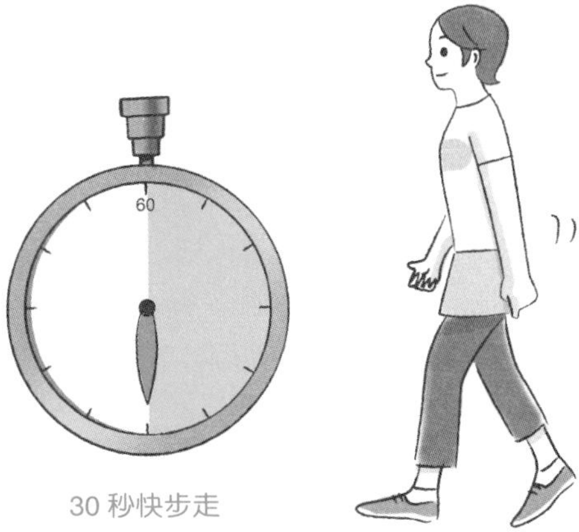

30 秒快步走

超慢跑→快走合計 90 秒為一組完整動作，每天重複 40 組，累加起來就達成一日「連跑帶走」運動 1 小時的目標。

化整為零每天一小時，輕鬆達成運動目標

▼▼▼討厭跑步的人真不少，但如果只是跑個一分鐘，既不會氣喘吁吁、汗流浹背，也能大大降低膝關節的負擔，箇中詳情本書稍後還會說明。總之，這是個可以讓人能笑著跑步的輕鬆運動，輕而易舉的程度真叫人不敢相信呢！

我們的實驗結果也證實，由於跑步時間只要一分鐘，哪怕是白髮蒼蒼的高齡長者也能夠完成。雖然跑上一分鐘多少會感到疲累，但是緊接著步行三十秒時間正好可以加以緩和，很快又能夠恢復體力，重新湧現跑步的氣力。

我們的目標雖然是每天跑步一小時，但是大可不必一口氣完成。無論是上班途中、工作空檔往返洗手間的時候、外出購物的半路上……隨時隨地想到就做，轉眼便輕鬆累積了一小時的運動時間。剛開始先從每天二十分鐘做起，習慣了這種「跑帶走」的跑走法以後，再逐漸加長時間即可。

日常生活中隨時隨地想到就跑，比方說……

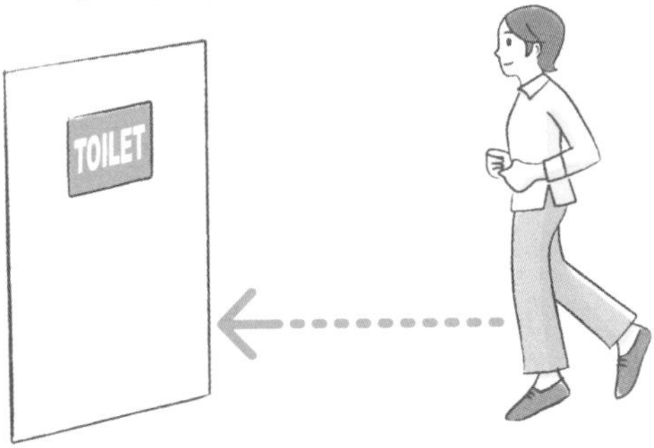

在辦公室裡，往返洗手間的時候
▶▶▶90 秒 ×2 組

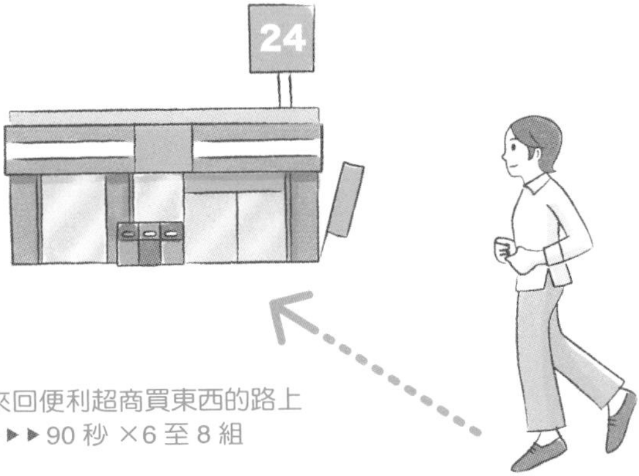

來回便利超商買東西的路上
▶▶▶90 秒 ×6 至 8 組

如果每小時上一次洗手間，上班 8 小時合計 8 次，往返相加就跑了 16 組。出門購物、上班的通勤路上、工作的休息空檔等也跑上幾組，林林總總加起來，就能輕鬆達成每天運動 40 組的目標。

邊聽音樂邊跑步的好處

▼▼▼本書附有原創音樂光碟，做為超慢跑一分鐘＋快走三十秒的「節拍器」之用。

裡面收錄了時間總長約二十分鐘的音樂，完全是配合跑步一分鐘的輕快節奏和步行三十秒鐘的舒緩節奏組合而成。聽著這張CD，自然而然能夠按照超慢跑↓步行↓超慢跑的循環跑下去，即使不去計算時間，只要配合音樂節拍，就可以跑出慢跑一分鐘&快走三十秒的正確節拍。

筆者個人就經常抽不出完整的時間來跑步健身，這種時候，只要撿拾零碎的時間進行慢跑一分鐘＋快走三十秒的慢走跑，一樣可以達到相同的運動功效。只是，我一面跑一面數，跑到一半常常數亂掉，不知道自己究竟跑了多遠？跑到第幾組了？

辦法是人想出來的，最後讓我想到了配合音樂節拍來慢跑的主意。現在，六十分鐘版的「跑走法」（請參考本書第二十八頁的介紹）已經成為我的生活必需品了。

音樂聲響起，跑走法的運動開關也跟著啟動

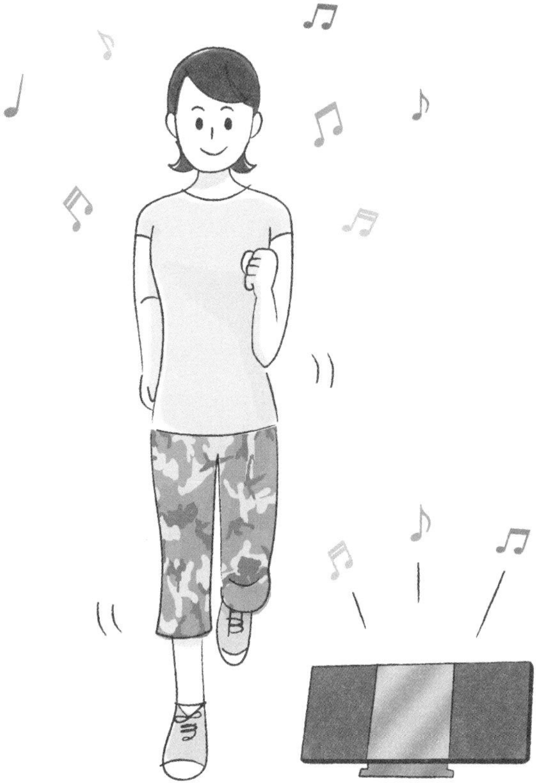

注意

外出跑步時，請將音樂光碟的內容輸入 iPod 等方便攜帶的隨身設備中。

三個月減三公斤，腰圍少三公分

▼▼▼日本肥胖學會目前正在提倡「三．三運動」，也就是體重減去三公斤，腰圍少掉三公分，用它來預防肥胖與代謝症候群。這一個運動是要透過改善飲食生活並從事適度運動，減去三公斤體重和三公分腰圍。

男性腹圍超過九十公分、女性超過八十五公分，並且有血壓或代謝異常時，即可診斷為代謝症候群。日本目前罹患代謝症候群的人口比例，男性為每兩人就有一人，女性為每五人有一人，這是個讓人不得不正視的數字，必須要趕緊拿出解決辦法才行。

代謝症候群裡的肥胖者，如果又同時罹患糖尿病或是動脈硬化等高風險疾病，那就是高風險肥胖症。醫學界目前認為，這樣的人至少應該減去三公斤體重與三公分腰圍，才能夠降低這些疾病帶來的風險。而平日勤做超慢跑一分鐘加上快走三十秒的跑走法運動，就可以輕鬆達到「三．三運動」的目標。

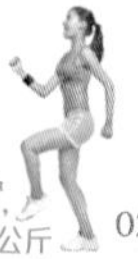

達成3・3・3目標

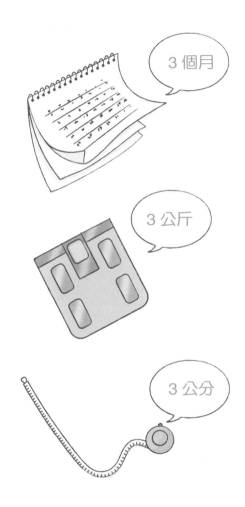

日本肥胖學會的「3・3運動」，是指減去3公斤體重，3公分腰圍，可改善並預防疾病。達成目標的時間訂在「3個月」內！

目標是每天消耗三百大卡

▼▼▼大致而言，人體每減少體重一公斤，就可以相對減去腰圍一公分。一公克體脂肪相當於七大卡熱量，「三個月減去三公斤」的目標就意味著減去兩萬一千大卡的熱量，換算下來，每天約莫要減去兩百三十大卡。這兩百三十大卡必須透過「少吃」或「多動」來消耗掉才行。

跑步一分鐘＋快走三十秒鐘合計累積一小時，可以消耗大約三百大卡的熱量（實際所消耗熱量會因為跑速與體重而有若干差異，這是以體重六十公斤的人一分鐘跑一百公尺的方式來計算）。對照一天減去兩百三十大卡的目標，可說是綽綽有餘。

三百大卡的數字是國際肥胖學會的有識之士所提出的建議數字，每天達到這一運動量就能夠發揮健康功效。筆者與團隊的研究則發現，「每天運動一小時，一星期運動五天，三個月平均減去三公斤」並非是不可能的夢想。即使是超慢跑一分鐘＋快走三十秒鐘，每天合計一小時，每星期跑五天，一樣可以達到日本肥胖學會的減重目標。

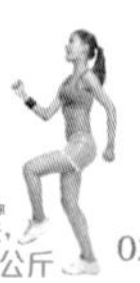

一天消耗 300 大卡，輕鬆減重 3 公斤！

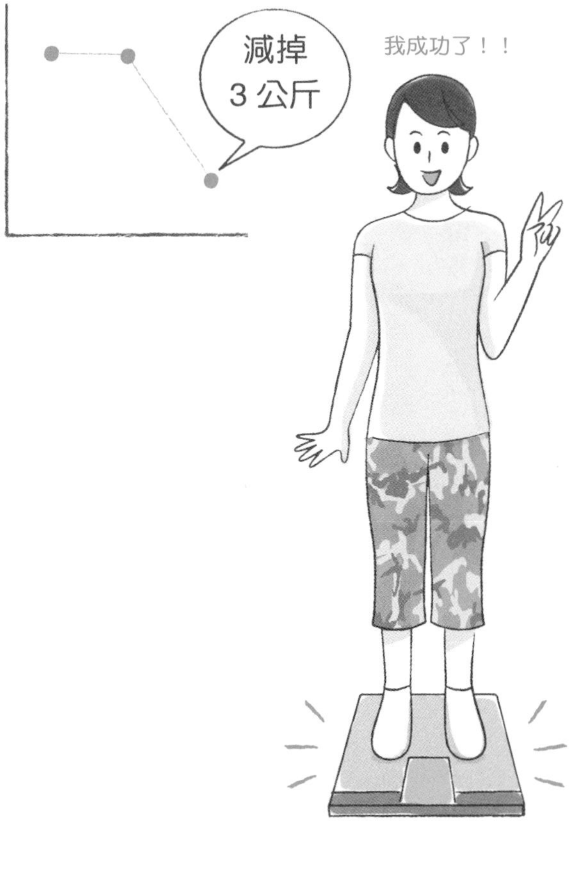

透過少吃多動，一天能消耗 230 十大卡的熱量，實現「3 個月減去 3 公斤體重」的目標。「跑帶走」1 小時能夠消耗 300 大卡熱量，輕鬆達成每天的目標數字。

只是簡單體驗，效果都看得見

▼▼▼自二〇一三年一月底開始，筆者及研究團隊與HEAIING音樂製作公司共同企劃的「跑走瘦身法」，展開了為期三個月的體驗活動。

我們向設備工程集團九電工（譯註）與運動推廣活動團體「spocolle」（社團法人組織）招募自願體驗者，接受慢跑1分鐘＋快走三十秒外加飲食控制的體驗。

報名參加的人各有各的動機，有的是受到周圍的親朋好友慫恿，有的是想要改變自己代謝症候群的體型，有的則是出於好玩的嘗試心態，理由不一而足。四十七名自願者參與三個月的體驗結果，收到相當亮麗的成績，每個人體重平均減去三公斤以上。

活動期間，主辦單位每個月舉行一次集訓，部分體驗者瘦下來的變身程度和最初活動開始的模樣簡直判若兩人，脫胎換骨的魔術真實上演。由他們體重變化的數據記錄，也證明了「跑走減肥法」確實有效。

譯註：九電工株式會社（Kyudenko Corporation），總公司位於日本九州福岡縣福岡市，以電力設備工程起家。

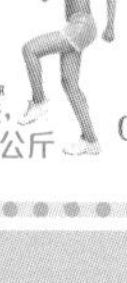

跑走減肥法體驗者的實驗數據

＊身體質量指數（BMI）超過 25 以上即屬於肥胖

		開始時		3 個月後		
體驗者	身高（cm）	體重（kg）	BMI*	體重（kg）	BMI*	體重差
K1 男 30 多歲	162.4	82.0	31.1	75.0	28.4	－7.0
K2 男 20 多歲	167.8	79.4	28.2	78.1	27.7	－1.3
K3 男 20 多歲	178.0	87.0	27.5	84.3	26.6	－2.7
K4 男 40 多歲	170.0	76.1	26.3	73.5	25.4	－2.6
K5 男 30 多歲	170.0	74.0	25.6	72.8	25.2	－1.2
K6 男 40 多歲	176.3	78.1	25.1	75.0	24.1	－3.1
K7 男 40 多歲	175.7	75.5	24.5	72.7	23.5	－2.8
K8 男 20 多歲	178.2	78.0	24.6	73.6	23.2	－4.4
K9 男 50 多歲	176.6	72.0	23.1	67.6	21.7	－4.4
K10 女 30 多歲	154.7	51.0	21.3	49.0	20.5	－2
S1 男 30 多歲	183.0	101.2	30.2	96.3	28.8	－4.9
S2 男 40 多歲	163.0	78.8	29.7	75.3	28.3	－3.5
S3 男 40 多歲	177.0	87.0	27.8	84.5	27.0	－2.5
S4 男 40 多歲	174.0	75.7	25.0	73.8	24.4	－1.9
S5 男 40 多歲	171.0	70.5	24.1	67.2	23.0	－3.3
S6 女 30 多歲	162.0	61.1	23.3	58.0	22.1	－3.1
S7 女 30 多歲	159.5	56.3	22.1	53.1	20.9	－3.2
S8 男 20 多歲	171.0	63.2	21.6	61.0	20.9	－2.2
S9 男 40 多歲	179.0	68.8	21.5	63.8	19.9	－5.0
S10 女 50 多歲	165.0	55.6	20.4	53.5	19.7	－2.1

上表是自九電工（K）、spocolle（S）招募的自願體驗者，在參與為期 3 個月的跑走瘦身法過程中所記錄的部分數據。幾乎每一位體驗者每個月都見到明顯的減重成績。主辦單位每個月集訓一次，其餘時間由體驗者自行努力，即便如此，以上數據足以證明「跑帶走」仍然確實發揮功效。

用跑走瘦身法改寫人生

▼▼▼「diet」這個字的本意，是「為健康而吃」的飲食法。筆者認為，如果是為健康著想，那麼大家都務必要進行跑走法，於是由衷抱著這樣的期待而將「diet」加入我的跑走法名稱裡，成為「Slow Jogging & Diet」。

因為實踐跑走瘦身法而從此改變人生者不在少數。由筆者所主持的市民學苑（譯註）學員當中，有人當初為了代謝症候群而開始進行跑走法，七個月後就加入了跑馬拉松的行列；也有因為狹心症病倒，一度徘徊在生死邊緣的人，後來因為跑走法而重拾活力，完全恢復昔日健康。

大家千萬不要自恃年輕而忽略運動養生的重要。因為運動不足而造成的肥胖，往往會讓密佈在心臟與大腦的血管千瘡百孔。如果能夠養成分段進行「超慢跑一分鐘＋快走三十秒」的習慣，必定能夠重拾健康，人生也因此大大改觀。

譯註：類似台灣的社區大學。

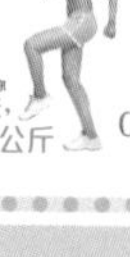

此刻的你正站在人生的分水嶺

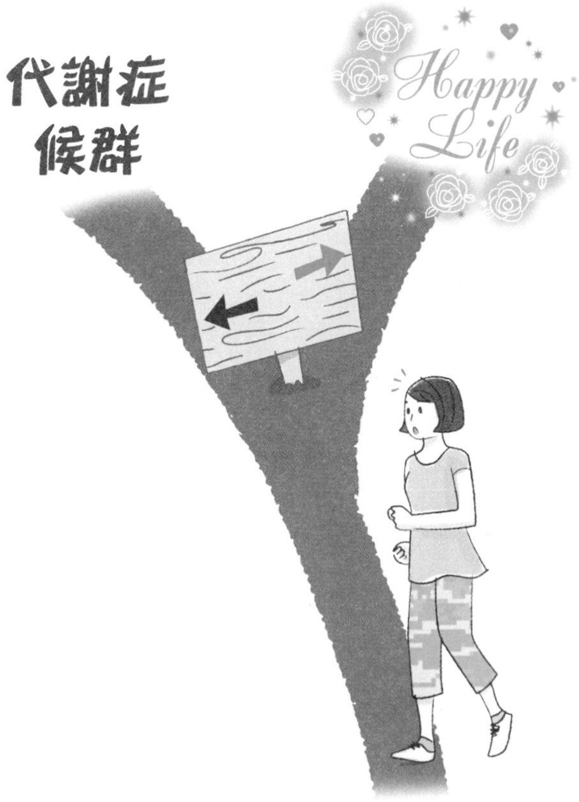

筆者田中宏曉，在 46 歲告別代謝症候群，人生從此改觀。如果你是年年變胖的人，再繼續這樣發展下去，將可能面臨重病的危機。從現在起實踐跑走減肥法，快樂人生指日可待，幸福就在不遠處等候你了。

選一張對的 CD，用最佳節奏跑步去

跑走法輔助CD問世囉！

以每分鐘一百八十步的速度（一八〇BPM）跑步，是超慢跑的基本要件。用這個速度跑步，每一步的步幅變小，不容易對膝蓋造成負擔。不過大多數人的跑步速度幾乎都在一百六十至一百七十步左右，比超慢跑所設定的速度稍慢。

本張CD收錄了一八〇BPM節拍的音樂。大家可以跟著音樂節拍，不假思索的邁開步伐，自然就可以跑出一八〇BPM的速度。主CD的內容是由六首十分鐘的樂曲，加上一首緩和音樂所組成，另有配合超慢跑一分鐘＋快走三十秒所發表的最新瘦身CD。本書的CD附錄大約是二十分鐘，讀者們如果還想要多跑一點，敬請嘗試這張輔助CD。

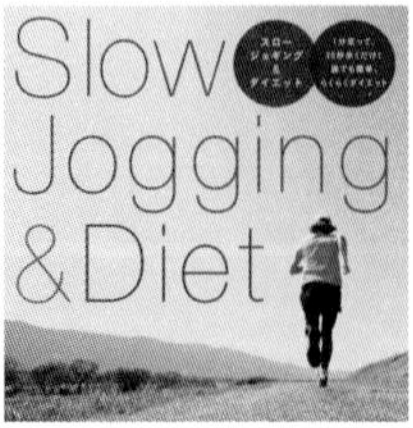

跑走瘦身法 CD
（「Slow Jogging & Diet」）
1,890 日圓（約台幣 530 元）
Della 株式會社（Slow Jogging 部）
電話：03-6893-2105
www.della.co.jp

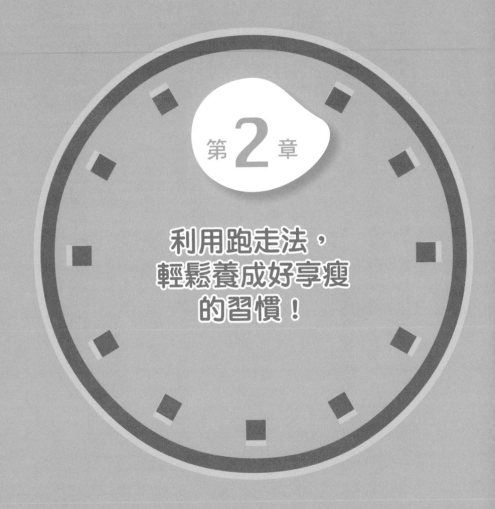

第2章

利用跑走法，輕鬆養成好享瘦的習慣！

「跑走法」到底是什麼樣的跑法？

▼▼▼跑走法的骨子裡其實是在實踐一分鐘超慢跑的跑法，這是我們這些運動指導員自七〇年代起就提倡的跑步法。

在此之前，一般常識都認為想要跑得夠快，就必須累積相當程度的辛苦訓練，才可能跑出好成績。即使到了今天，還是有比賽的專業跑者受困於這樣的常識裡。事實上，持之有恆的慢跑練習可以讓我們跑起來更有效率，跑出更好的成績。距今二十年前，也就是我四十六歲時，能夠重新挑戰馬拉松運動，就是絕佳的證明。

從事跑走法只需要拿出全力的一半強度，面帶微笑輕鬆跑就好。它的節奏可以讓我們一面跑一面和身邊同伴談笑風生，或是一面哼著歌。一開始只要用步行的速度，大約是時速四公里就足夠了。因為跑起來一點也不辛苦，所以能夠隨時隨地說跑就跑，不知不覺就天天跑下去了。

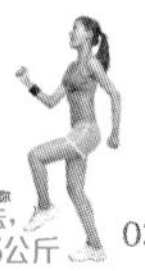

一邊跑一邊能和身邊的同伴談笑風生，用這樣的速度就對了！

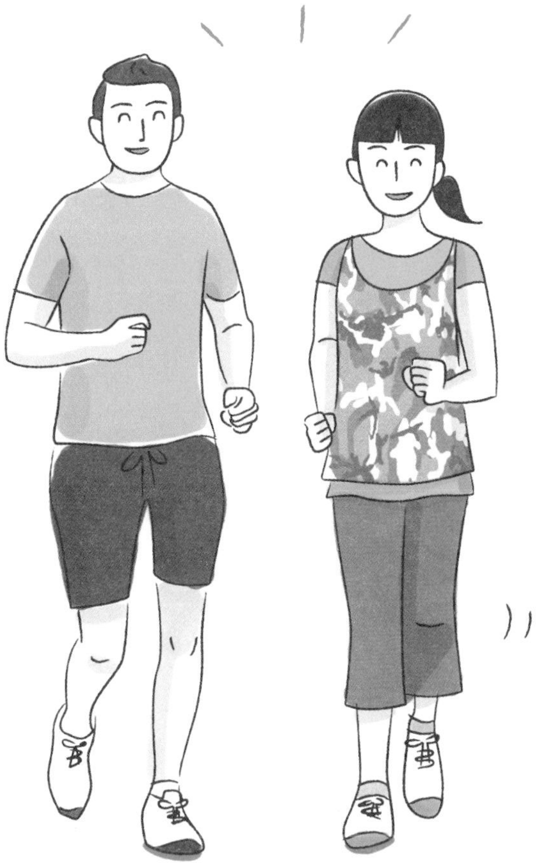

跑走法的七大要點

▼▼▼請讀者諸君像平日那樣跑幾步試試看。只不過是簡單跑幾步，幾乎所有的人都會在不自覺當中加快步伐，越跑越快。對平常不運動的人來說，這樣一跑起來當然會氣喘吁吁痛苦不已，連跑個五分鐘都難以忍受。不但如此，因為兩隻腳在每一步著地時都必須承受地面的衝擊力道，容易引發膝蓋等的關節疼痛。

跑走法首先就免除了這樣的身體負擔，因為它是可以讓你和人談笑風生的跑步節奏，不會令人上氣不接下氣，所以任何人都可以長長久久的跑下去，就連上了年紀的高齡朋友，跑上一分鐘也不成問題。

絕大多數人一開始或許會不習慣，懷疑「跑這麼慢，行嗎？」，總覺得這樣運動好像少了一點什麼，不過只要你每天反覆做足四十組的超慢跑一分鐘＋快走三十秒，必定可以瘦得健康有型。

以下為大家依序解說跑走法的七大重點。

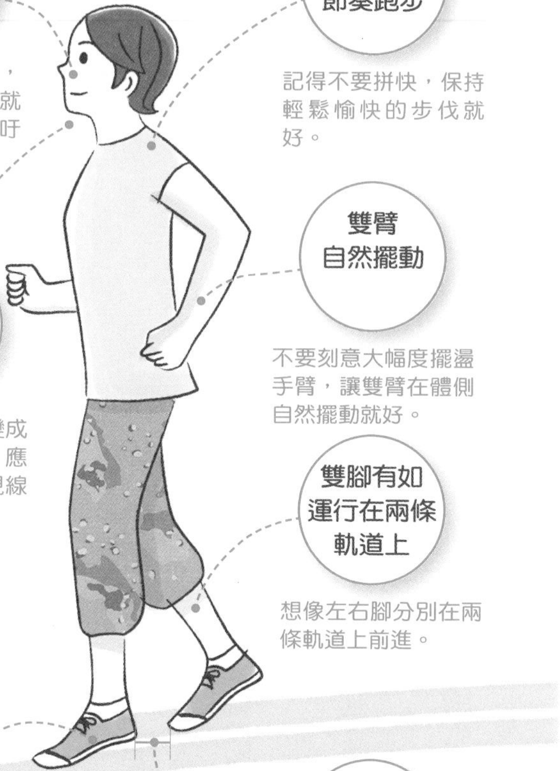

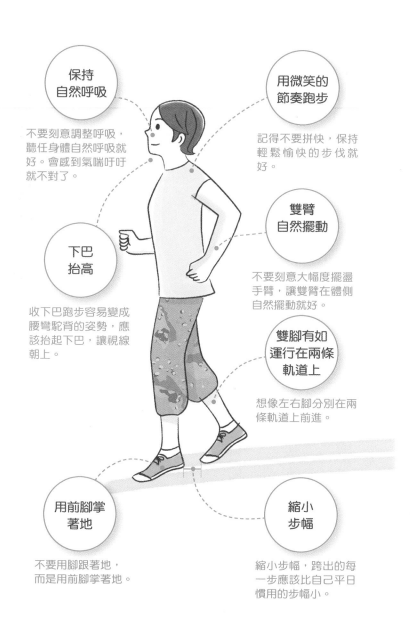

保持自然呼吸

不要刻意調整呼吸，聽任身體自然呼吸就好。會感到氣喘吁吁就不對了。

用微笑的節奏跑步

記得不要拼快，保持輕鬆愉快的步伐就好。

下巴抬高

收下巴跑步容易變成腰彎駝背的姿勢，應該抬起下巴，讓視線朝上。

雙臂自然擺動

不要刻意大幅度擺盪手臂，讓雙臂在體側自然擺動就好。

雙腳有如運行在兩條軌道上

想像左右腳分別在兩條軌道上前進。

用前腳掌著地

不要用腳跟著地，而是用前腳掌著地。

縮小步幅

縮小步幅，跨出的每一步應該比自己平日慣用的步幅小。

掌握微笑節奏的感覺

▼▼▼微笑節奏究竟是什麼速度的節奏呢？大家一開始或許不容易掌握它的節奏感，其實它和我們平日趕上班的步伐相當，時速大約是五公里左右，所以各位只要用自己平日通勤時走到車站的同樣時間，試著跑到車站，就可以大致掌握它的速度感。要是感到有點喘不過氣或是吃力，就表示你跑太快了，請試著再跑慢一點。或者，也可以請別人陪伴走在你身邊，讓你配合對方步行的速度來跑，會更容易掌握正確的速度感。

左頁表格是體育界有名的博格（Borg）指數，它是用來測量運動強度的指標（譯註）。根據它的分級，一直以來的跑步強度大約在十三至十五級左右，而跑走法的運動強度只達到十一至十二級，大約就是令人感到「真輕快」的節奏。如果你感覺跑起來有點吃力，那已經不是「微笑節奏」，而是「咬牙節奏」了。

譯註：博格指數又稱為博格運動自覺量表，為瑞典生理學家Gunnar Borg所設計，強度指標從六級開始。六級相當於每分鐘心跳六十下，七級相當於每分鐘心跳七十下，以此類推至二十級。

掌握運動中的感覺，保持正確節奏

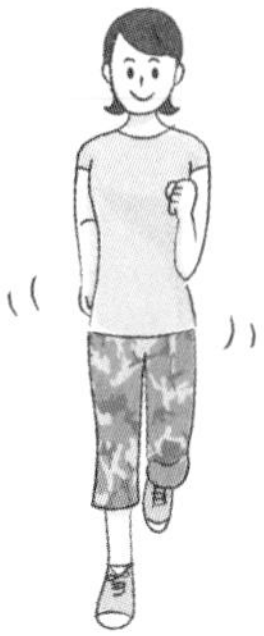

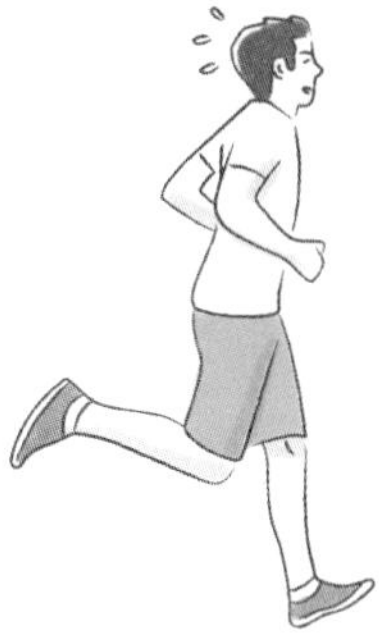

微笑節奏

能夠一面說笑一面跑步的節奏，不會感到氣喘吁吁。

咬牙節奏

讓人上氣不接下氣、汗流浹背的節奏，不咬緊牙關就跑不動。

	20	
	19	非常吃力
	18	
	17	相當吃力
	16	
	15	感到吃力
	14	
	13	有點吃力
微笑節奏	12	
微笑節奏	11	輕鬆愉快
	10	
	9	十分輕鬆
	8	
	7	非常輕鬆
	6	

瑞典心理學家博格（Borg）博士所設計的運動強度指標，是根據自我主觀感受所做的運動強度分類，由 6 至 20 級的指數來表現。微笑節奏相當於 11 至 12 級的「輕鬆」區域。

配合音樂縮小步幅

▼▼▼用相當於走路的速度跑步，這說不定比想像中要困難，因為往往跑著跑著，不知不覺就變快了。

跑走法的最大訣竅就是「縮小步幅」。一面數著一、二、三、四一面跑，以每數一次就踏出四步的節奏來跑最好。這麼一來，每一分鐘可以數到四十五，大約是一百八十步。如果步幅太大，就會變成大步飛跨而無法維持正確的節奏。有意識的縮小步幅，雙腳一小步一小步的左右輪流觸地，這才是正確的跑法。

本書所附的CD，是專為跑走法而設計的音樂，能幫助大家掌握適當步幅的最佳節奏。按照這個節奏來跑，應該就可以把握自己最適中的步伐。

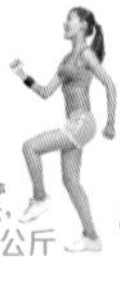

步幅盡量縮小，想像一小步一小步的踩著步伐

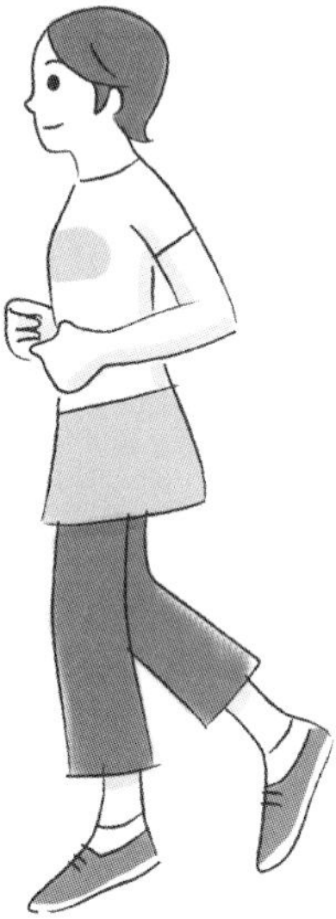

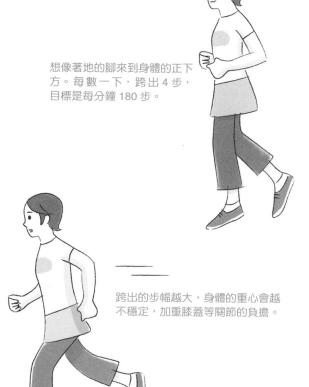

想像著地的腳來到身體的正下方。每數一下，跨出 4 步，目標是每分鐘 180 步。

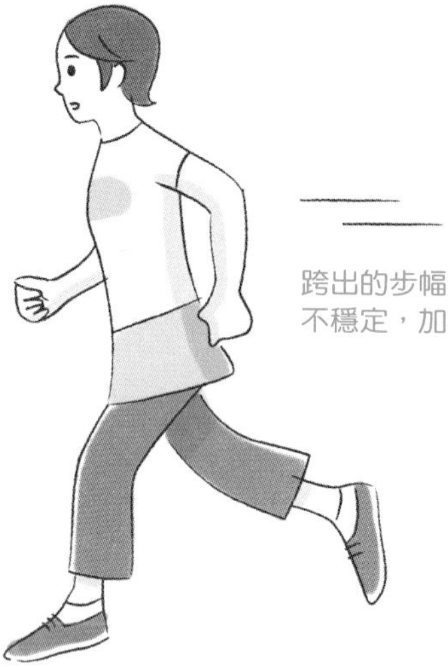

跨出的步幅越大，身體的重心會越不穩定，加重膝蓋等關節的負擔。

省力又有效率的前腳掌著地跑法

▼▼▼步行動作與跑步動作最大的不同，就是步行的時候左右兩腳掌輪流接觸地面的時間較長，跑步則是多了兩腳掌同時離地的瞬間，所以跑步動作在著地時的衝擊力道就變大了。

如果跑步時每一步都是大跨步的腳跟著地，加諸在身體的衝擊力道更是體重的三倍。不少人才剛開始進行慢跑健身就立刻膝蓋痛，便是跑步的衝擊力道傷了膝關節的緣故。

為了減輕雙腳著地時的衝擊力，我們運動指導員會建議大家採用前腳掌著地法（forefoot runner）來跑步。也就是前腳掌先著地，再利用腳跟阿基里斯腱的彈力把腳從地面拉起。前腳掌著地的衝擊力道只有腳跟著地的三分之一左右，能讓我們在衝擊力小、安全又穩定的條件下跑步。腳跟著地的動作有如腳踩煞車，少了這個動作，跑起來效率便大大提升。

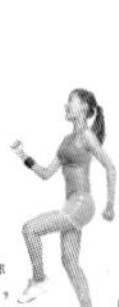

減輕身體負擔的前腳掌著地跑法

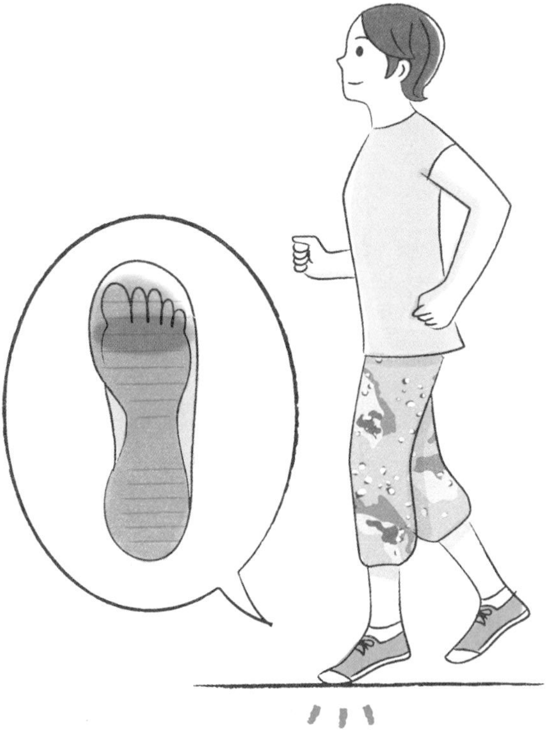

前腳掌著地對腿部的衝擊力道比腳跟著地減少了三分之一，也少了腳跟著地每一步都在「踩煞車」的動作，跑步效率自然大為提升。

保持下巴上揚的正確姿勢

我經常看到弓著背、拖著腿在走路或跑步的人。

駝背的姿勢讓骨盆往後傾，膝關節屈起，是典型的不良姿勢。用這樣的姿勢走路或跑步，效率極差，讓人很快就疲累。各位應該還記得小時候上體育課，老師總是對著跑步的學生一再叮嚀「收下巴」，就是這樣的記憶深植人心，才會在不自覺間弓著背跑步。

我要特別提醒大家：在進行跑走法的時候，請堅定地抬起下巴。因為下巴揚起，背脊自然就會挺直；而背脊一挺直，骨盆便隨之前傾。跑步動作最要緊的重點之一，就是保持骨盆前傾，因為這麼一來，可以很有效率地抬腿跨步。

無論是走路或跑步，都要抬頭拉背，視線向前，讓我們一面欣賞周遭的景緻，一面運動健身吧！

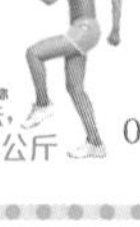

下巴上揚，視線向前

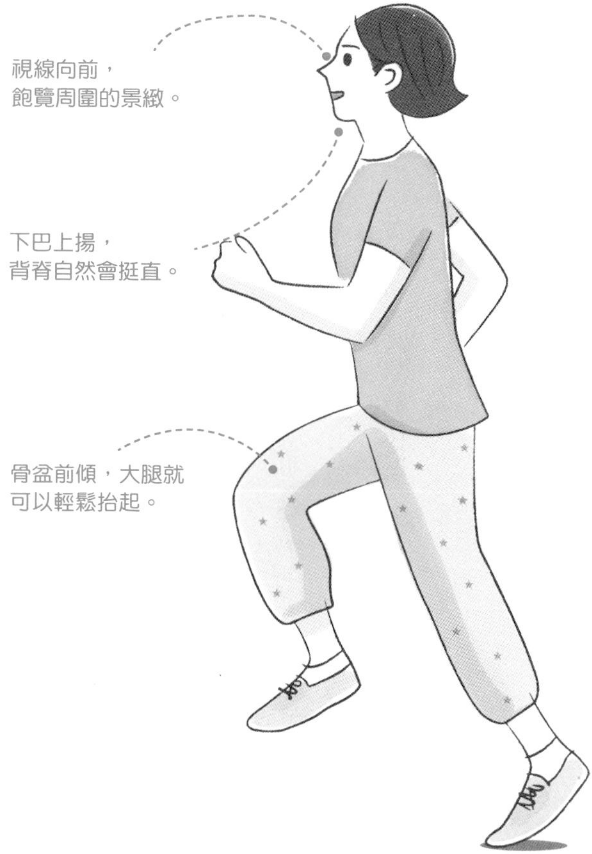
視線向前，
飽覽周圍的景緻。
下巴上揚，
背脊自然會挺直。
骨盆前傾，大腿就
可以輕鬆抬起。

務必讓雙腳有如運行在兩條軌道上

▼▼▼筆者在大學運動科學部服務，我特別觀察了學生們跑步時的雙腳運行，發現可以歸納為兩大類。一類是兩腳跑在同一條線上，一類則並非如此。從效率上來說，兩腳跑在同一條線上的人明顯比較差。

原因是左右兩腳為了在同一條軸線上著地，每一步都必須扭轉身體，尤其要對骨盆施加扭力，好讓雙腳能夠從斜側切入，才能夠跑在一條線上，這時膝關節所承受著地的力道又更大了。這種跑法加重身體不必要的負擔，容易造成骨骼關節損傷，也妨礙我們跑步動作的流暢。

想像雙腳穩定的運行在兩條軌道上，是正確跑步的心法，走路時也應該比照同樣的要領。進行跑走法的一分鐘超慢跑時，則一面想像身體在跳繩的感覺，一面移動步伐向前跑就對了。

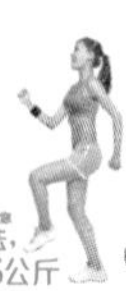

雙腳不要跑在同一線上，想像它們分別運行在兩條軌道就對了！

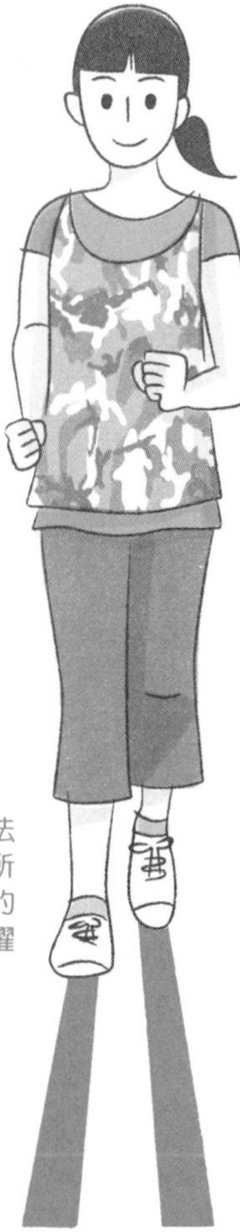

雙軌道跑法比單軌道跑法少了扭轉身體的力道，所以省力許多。想像自己的兩腳在雙軌道上小幅跳躍前進吧！

雙臂自然擺動就好

▼▼▼必須在競技場上飆速的跑者，總是奮力擺動雙臂，好將雙臂往身後拉高，藉以刷新自己的成績紀錄。這是利用振臂的牽引力量，帶動雙腿抬得更高。我們也經常看到路上健走的人，大幅擺動雙臂跨著大步，精神抖擻地向前行，這同樣是藉助奮力振臂來加大步伐。

不過，跑走法無論是在超慢跑或快步走時都完全不必要刻意擺動雙臂。因為跑走法的設計用意只是在於輕鬆超慢跑一分鐘，然後走一走路加以緩和。進行跑走法時，手肘只要彎曲呈九十度左右，雙手輕輕握拳放在身體兩側自然擺動就好，完全不必要刻意去活動它們。

如果太在意手臂前後擺動的姿勢，雙肩就會不自覺的用力，反而因為無謂的多餘動作而徒增疲勞。記得，要經常保持在身體放鬆的狀態下跑步和走路喔！

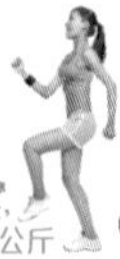

不要奮力大幅擺動雙臂

手肘彎曲呈 90 度，輕輕握拳放在身體兩側，配合跑步的震動自然擺盪即可。

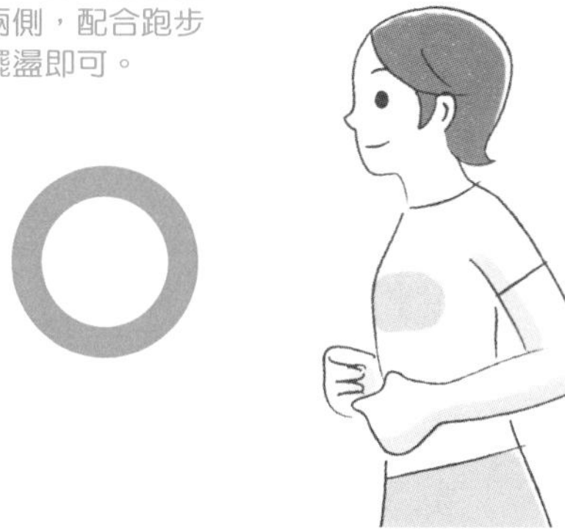

如果刻意大幅擺動雙臂，雙肩會不自覺用力而無謂的浪費力氣，反而容易令人疲勞。

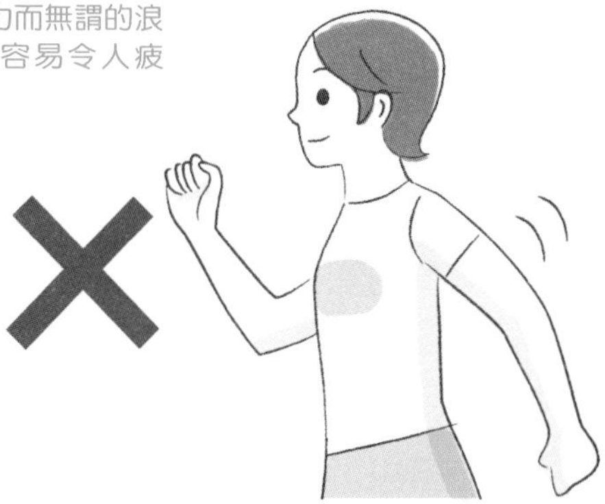

超慢跑時自然呼吸就好

▼▼▼進行一分鐘超慢跑時，沒有必要刻意調整呼吸。

過去在長距離的田徑訓練上，講究呼吸調配，有連續吸氣兩次再呼氣兩次的呼吸法。不過超慢跑是完全不必要控制呼吸的。

平常爬樓梯，應該不會有人數著自己的呼吸往上爬吧！爬樓梯比起一般的步行運動強度加倍，當身體需要更多氧氣的時候，就會自行加大氧氣的吸收量，不必經過意識的准許，所以頂尖的馬拉松選手沒有一個是刻意控制呼吸的。

超慢跑的運動強度比起爬樓梯要輕鬆得多，所以只要微微張口正常呼吸就足夠了。

呼吸順其自然就好

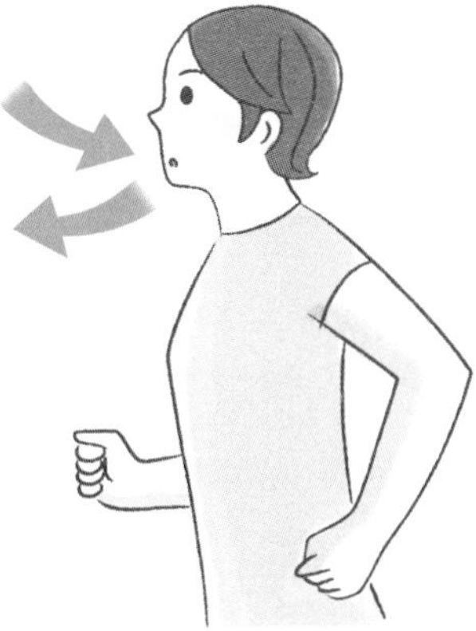

一旦啟動超慢跑開關，
只要輕輕張口自然呼吸就好。

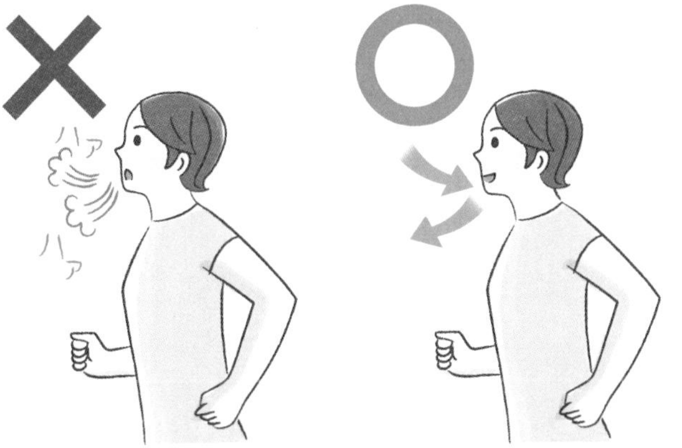

如果跑到氣喘吁吁，就表示跑太快了。請放慢
速度直到能夠輕鬆呼吸，才是適當的速度。

重點在於確保足夠的總運動量

「進行慢跑等有氧運動時，要持續運動二十分鐘以後，脂肪才會開始燃燒。」相信大家都聽過這樣的說法，而且對此深信不疑。

持續有氧運動二十分鐘後，脂肪燃燒的效率確實會稍微提升，不過醣類和脂肪這兩大人體主要的能量供應來源，儘管在緩慢活動下消耗的速度會有些微差異，不過大致而言，兩者仍然算是同時燃燒的。而且在日常生活中，脂肪依舊是一般活動的能量來源，就算運動不滿二十分鐘，也不能改變脂肪燃燒的事實。

連續運動一小時，和不定時進行的九十秒跑走法總計四十組，所消耗的熱量幾乎不分上下。所以，重點不在於是否一次跑完，而在於確保運動的總量。連續慢跑三十分鐘，和化整為零的跑走總計一小時，後者消耗的熱量絕對多過前者。

化整為零確保足夠的總運動量

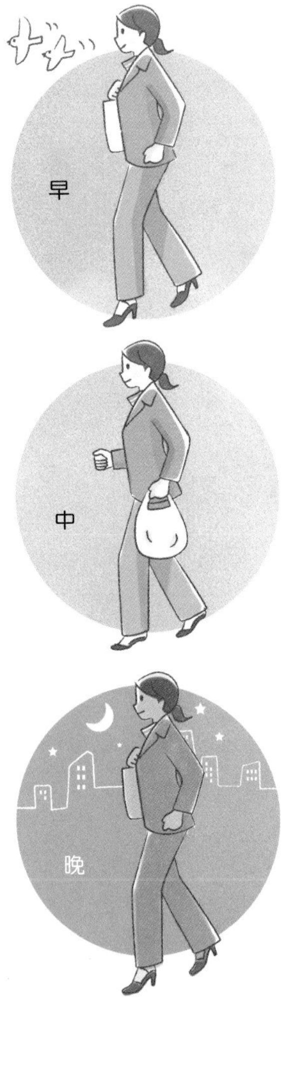

利用早上 20 分鐘的通勤時間、20 分鐘的午休時間，和下班路上的 20 分鐘做運動，累積消耗的總熱量和連續運動 60 分鐘消耗的總熱量是一樣的。

不能跑步時，原地踏步一樣有效

▼▼▼天氣不好的時候，不能到戶外跑步；受傷或手術後等身體不方便時，也不宜跑步。這時，建議大家改在室內進行原地踏步。踏步時，大腿必須抬高，讓膝蓋彎曲呈九十度直角，左右腳輪流交替踏步。

每次踏步一分鐘，每分鐘以踏步六十至一百二十步為宜，只要一天累計踏步至六十分鐘，就可以達到運動功效。

因為是原地踏步，所以並不需要大空間。如果是在辦公室，只要利用午休等的休息時間，站在辦公桌旁就可以進行。我則是在自己的研究室放一台踏步梯，想到就過去踩一踩，進行上下階梯踏步運動。在家時，利用刷牙的三十分鐘時間也可以運動。而如果看電視一小時，利用廣告的零碎時間做個六到七分鐘的運動也不成問題。唯獨生病的人，為求謹慎起見，還是應該先徵詢醫生的許可再運動，會比較妥當。

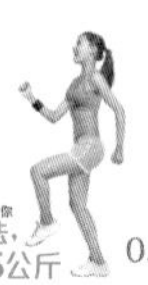

原地踏步的要領

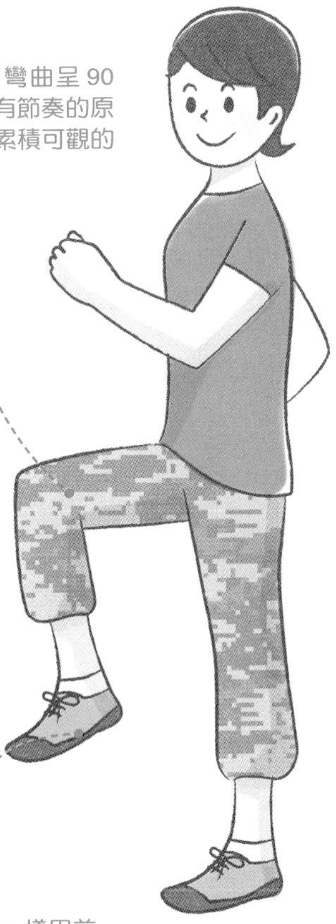
抬腿時，膝關節彎曲呈 90 度直角。光只是有節奏的原地踏步，就能夠累積可觀的運動量。
和跑走法的訣竅一樣用前腳掌著地，輕盈躡足，不要踏響步。

威尼斯人的運動量

我們的研究團隊從三年前就開始調查威尼斯本島人的步行量。威尼斯由許多小島構成，島與島之間有大大小小的運河彎流其間，陸地的地形則有如迷宮一般曲折交錯，所以車輛一概無法通行。

正因為這樣的交通條件，所以住在威尼斯的人平日不得不大量步行。根據記步器的計算資料，這裡的人平均一天要步行一萬兩千步。

不但如此，架在運河上的橋為了方便底下的船隻通行，所以都蓋成拱橋。一般人從家裡到車站，少說得經過七、八座拱橋。平時出門購買日常用品，因為沒有車子可以搬運，只好不厭其煩的勞動兩條腿，少量多次的買，過著每天往返在拱橋與拱橋之間買東西的日子。這樣的運動量不同於行走在平地上，消耗的熱量十分驚人。

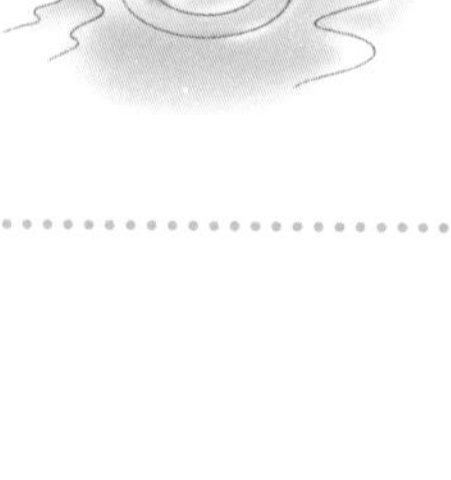

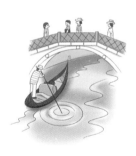

現代人早已失去用「腿」過生活的方式，但威尼斯仍然保留至今。我們的研究調查重點今後將轉向義大利本土，藉以了解以車代步的義大利人，其每天的步行量與威尼斯人之間的差異。

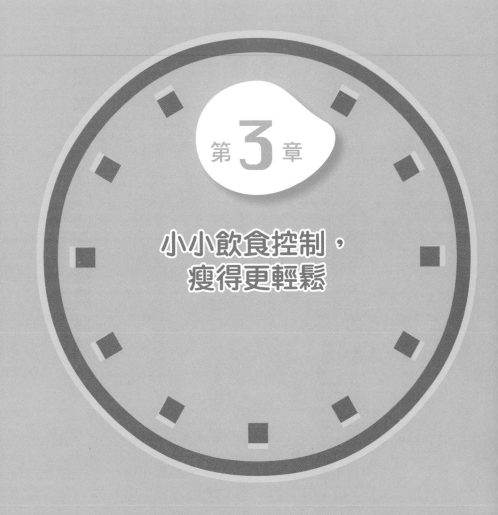

第3章

小小飲食控制，瘦得更輕鬆

「小節食」助你快速減重無負擔

▼▼▼只要進行超慢跑一分鐘＋快走三十秒，就能夠充分享受減肥的成果。至於想要具有更「戲劇性效果」的人，建議配合簡單的飲食控制。

說是「飲食控制」，其實也只是節制主食的分量，既不必計算卡路里，也不必挑選特別的食材，說穿了不過是「小節食」罷了。

日本肥胖協會設定的目標是減重三公斤，但是我給自己訂下了三個月減去六公斤的「快速減肥計畫」。一想到短短三個月就能夠脫胎換骨「重新做人」，甚至連人生觀都為之重新改寫，是不是讓你也躍躍欲試呢？如果是代謝症候群的患者，恐怕就更不想要面對復胖吧！

目標設定在「快速減肥」的人，只要每天進行一小時的跑走法，再加上不費力的小節食，三個月後必定會看到煥然一新的自己。

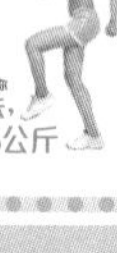

運動
小節食
實現3個月
減去5至6
公斤的快速
減肥計畫！

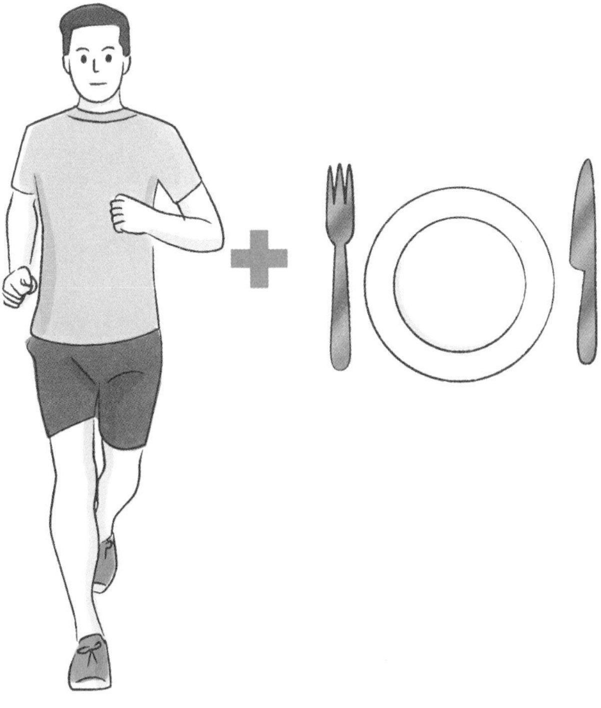

小節食提案

▼▼▼小節食的做法十分簡單，早餐和午餐一律照吃，只要將主食減半即可。晚餐基本上並沒有限制，想怎麼吃都無妨。

一碗飯的熱量大約是兩百四十大卡，一片厚片土司（一條土司麵包可切成四片厚片）的熱量也大約和一碗飯的熱量相同，將早餐和午餐減去一半的主食分量，一天就可減少攝取兩百四十大卡的熱量。

實行小節食三個月，相當於減少二四〇大卡×九十天＝二萬一千六百大卡的熱量。人體脂肪每一公克大約等於七大卡熱量，把減去的熱量換算成體脂肪，相當於三公斤重。而跑走法每天能消耗三百大卡的熱量，三個月總計就減去兩萬七千大卡，相當於三・八公斤。如果單純就數字來說，小節食＋運動，共可減去六・八公斤體重。

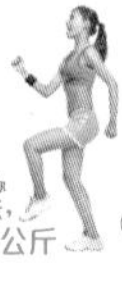

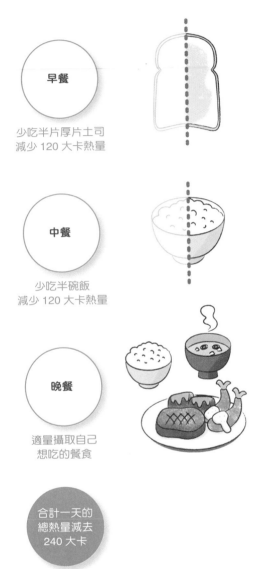

早餐

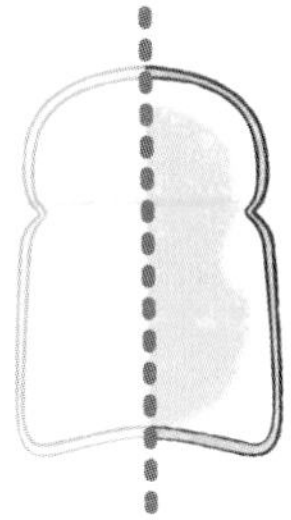

少吃半片厚片土司
減少 120 大卡熱量

中餐

少吃半碗飯
減少 120 大卡熱量

晚餐

適量攝取自己
想吃的餐食

合計一天的
總熱量減去
240 大卡

→ 3 個月減重 3 公斤

便利超商早餐的搭配組合

▼▼▼生活在現代日本社會，特別是住在都市裡，能夠養成在家享用營養早餐習慣的人已經有如鳳毛麟角。說要主食減半，恐怕也不是那麼容易。從一天三餐的分配來看，忙碌的早晨最不容易好好吃飯，所以早餐攝取的熱量通常最少，認真把一份早餐吃完差不多是五百大卡的熱量。如果以主食減量來計算，減去一百二十大卡以後，早餐大約以三百至四百大卡為宜。

忙碌的人則不妨善用便利超商，變化早餐的搭配組合。

左頁是參加「跑走法減肥計畫」的九電工株式會社（簡稱九電工）所提供的部分飲食記錄資料，提供大家參考。

在此附帶提醒，中餐外食的人最好以傳統的日式餐飯為首選。點餐時，特別提醒店家飯量減半即可。

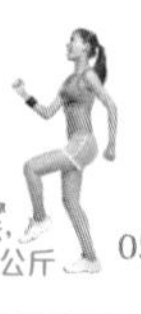

早餐的搭配組合（作者提供）

食品名	數量	熱量（大卡）
香蕉	1 根	86
營養補充食品（CalorieMate，譯註 1）	2 瓶	200
合計		286
低糖優格	180 公克	144
營養補充食品（CalorieMate）	2 瓶	200
合計		344
什錦三明治	3 種餡料	354
合計		354
營養補充食品（SOYJOY，譯註 2）	1 瓶	136
三角飯糰（鮭魚）	1 顆	188
合計		324
凱撒沙拉火腿蛋三明治	1 份	235
營養補充食品（優格口味格拉諾拉燕麥片，譯註 3）	1 份	152
合計		387

譯註 1：CalorieMate 為日本大塚製藥推出的營養食品。
譯註 2：SOYJOY 為日本大塚製藥推出的營養食品。
譯註 3：格拉諾拉燕麥片（granola）為混合全穀類和堅果的即食品。

達成目標後自有重賞

▼▼▼當我們用運動，或是運動＋小節食完成減肥的目標，並不表示任務已經結束，接下來的挑戰是繼續保持良好狀態。

利用快速減肥瘦下來的人，恢復原來的飲食並無妨，只要每天持續進行跑走法運動，多吃個三百大卡的美食也沒關係。三百大卡相當於一片巧克力蛋糕，或是一塊肉排。一旦養成運動習慣，好事就會在後頭等著你。

單純透過運動減肥成功的人，把運動時間縮減到一天半個小時也可以。根據國際肥胖學會的建議，有減肥需求的人每天應該運動一小時；至於想要保持現狀者，則以每天運動三十分鐘為宜。而如果是跑出興趣的人，願意繼續保持每天進行跑走法一小時的習慣當然就更好了。

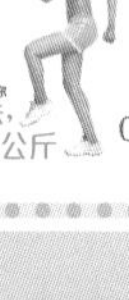

300大卡的食物有哪些？

漢堡1個

巧克力蛋糕1片

肉排1片

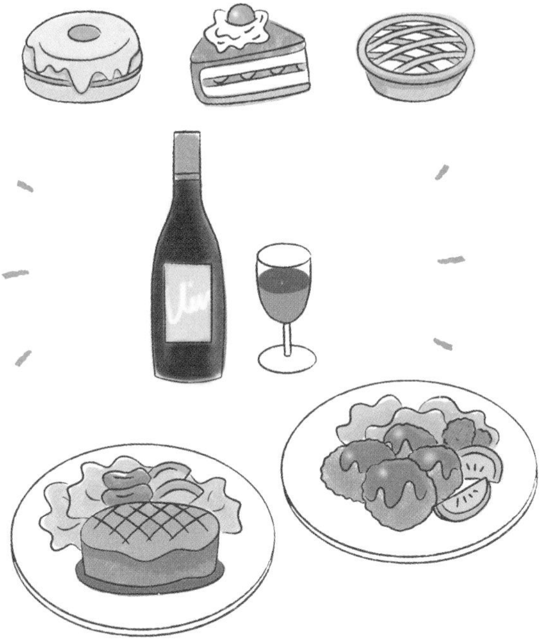

一開始只跑二十分鐘也ok

▼▼▼任何人來實行跑走法（超慢跑一分鐘＋快走三十秒），都不會感覺吃力或辛苦，所以這是一項低門檻的輕鬆運動。但是對於沒有運動習慣的人來說，忽然要每天跑上一小時，或許會感到腿軟。

如果你對這樣的運動目標心有餘而力不足，不妨從每天二十分鐘開始跑。超慢跑二十分鐘大約消耗熱量一百大卡，若是配合每天的小節食，減少攝取兩百大卡熱量，總計就可以減少三百大卡，一個月下來大約減掉一公斤體重。

一開始運動不必強求時間長，重要的是實際體驗運動的感受。習慣二十分鐘的運動量以後，身體必定會起變化以做調整，然後再逐漸加強運動量到三十分鐘、四十分鐘，最後達成一小時的目標。

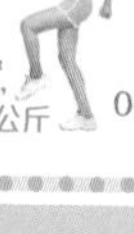

一天運動 20 分鐘

運動消耗 100 大卡 ＋ 小節食減少攝取 200 大卡 ＝ 減量 300 大卡

↓

300 大卡 × 90 天 ＝ 減去 27000 大卡

↓

3 個月成功
減重 3.8 公斤

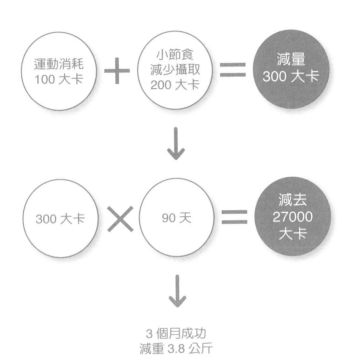

主食不是不吃，而是減半吃

▼▼▼小節食的重點在於主食減半吃，而不是完全不吃。如果一概不吃主食這些醣類，血糖會下降太過而導致危險後果。

肌肉和肝臟是人體的醣類儲存庫，醣類以肝醣的形式分別存放在這兩個部位。肌肉裡的肝醣主要做為供應能量之用，肝臟裡的肝醣則用來調節血糖值。如果斷絕食物的醣類供應，身體就必須從肌肉裡提取更多的肝醣來供應活動所需，肝臟裡的肝醣也會因為消耗殆盡而使人體陷入低血糖狀態，變得倦怠乏力、呵欠連連、虛弱不堪，根本無力做運動。

米飯和土司等主食減半吃，可以把醣類的攝取量正好控制在「還差一點才會掉入低血糖狀態」的安全邊緣。所以請務必要把握「主食減半吃，而不是不吃」的基本原則。

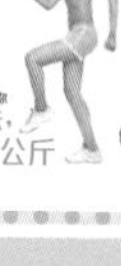

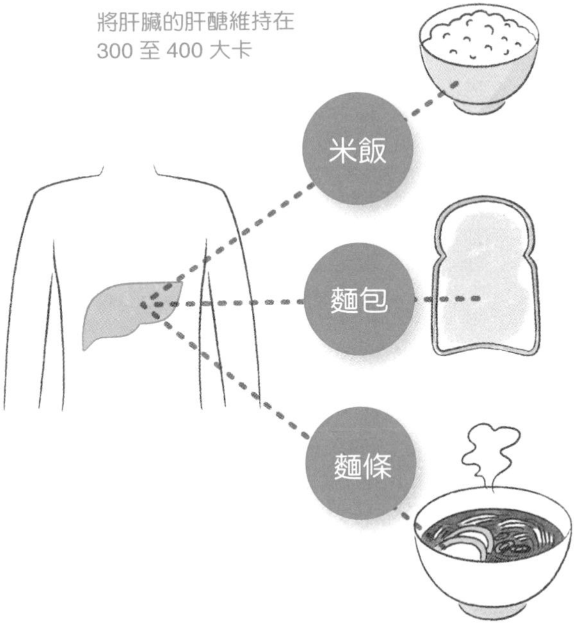

如果完全斷絕主食，則血液裡的糖分和肌肉裡的肝醣都會不足，肝臟因為缺乏肝醣而陷入低血糖危機。

日本傳統飲食是無敵減肥餐

▼▼▼日本人引以自豪的壽司，如今以「sushi」之名享譽全世界。對歐美人來說，它高蛋白質、低卡路里、兼具美味多變的特點，在在都是最佳的健康減肥飲食。不僅壽司如此，日本的傳統飲食文化在全世界也都受到高度評價。

以日本茶為例。高級的日本煎茶有著難以言喻的美妙口感，當我們想要嚐一點甜頭的時候，沏一壺日本茶，配上少少的和菓子（譯註），就能感到無比滿足。我自己習慣把一塊和菓子分成四等分，一口一等分，最後留下一塊，等到下次的點心時間再享用。個人偏愛的蕎麥麵也是非常理想的減肥食物。

吃麵以前，先品味一碟碟風味小菜，最後再享用口感香醇的蕎麥麵條。雖然是熱量很低的飲食，卻能充分滿足身心需求。筆者認為，當我們投入跑走瘦身法的同時，就是給自己再一次認識日本飲食文化的機會。

譯註：日本傳統甜點統稱。

愉快進食的小撇步

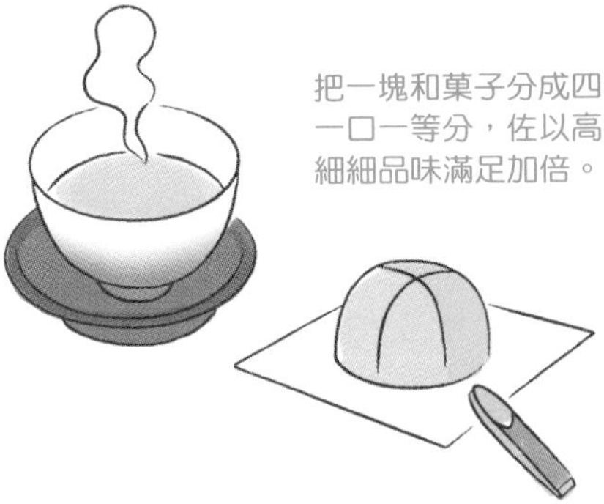

把一塊和菓子分成四等分，
一口一等分，佐以高級茶，
細細品味滿足加倍。

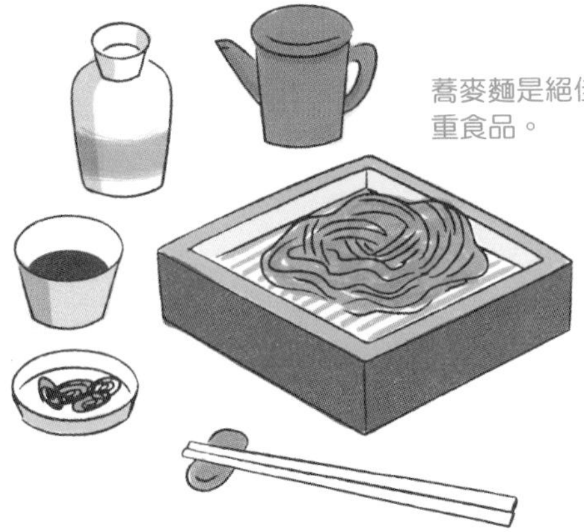

蕎麥麵是絕佳的減
重食品。

先品味一碟碟風味小菜，最後
再享用蕎麥麵條，熱量雖低，
卻能充分滿足身心需求。

減對方法，不擔心復胖

▼▼▼到減肥門診掛號看醫生、吃超低卡（低熱量）飲食瘦身的人，日後體重反彈的復胖比例多到叫人意外。

人體的熱量需達到「收支平衡」，如果攝取的熱量低於消耗的熱量，當然會變瘦，不過接下來才是問題所在。超低卡飲食會導致肌肉流失，基礎代謝量隨之降低，在這種條件下恢復正常飲食，吸收的熱量很快就會多出所消耗的熱量。

採用跑走減肥法的人則沒有這樣的煩惱。一旦達成目標體重以後，有運動的當天可以正常吃喝，萬一哪天不巧沒有辦法運動，就進行小節食，也就是早餐和中餐的主食減半吃。遵守這個簡單的原則，自然不用擔心復胖。這種簡單的訣竅一點就通，可是不明白其中道理的人就得受到一再復胖的折磨。

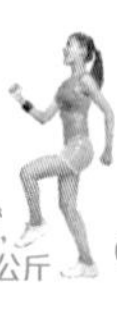

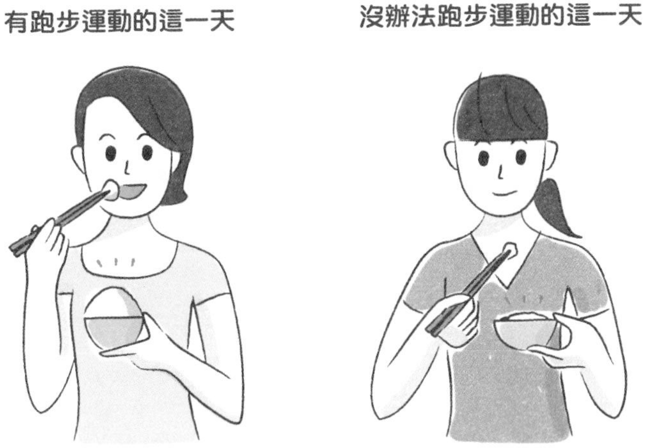
有跑步運動的這一天
沒辦法跑步運動的這一天

一旦達到目標體重以後，沒跑步運動的那一天，啟動小節食計畫，也就是早餐和中餐主食減半吃。比起難以計算分量的麵食，米飯和麵包更適合小節食的時候吃。

從巴黎到東京，在飛機上跑走了八公里！

基本上，我每天都跑步。雖然終日奔波於演講或學術會議的日子也不少，但是我仍然把握零碎的時間積極運動。例如，在月台等待列車的時候就地進行跑走法，或是捨地鐵改搭「十一路」，這樣大約可以跑上五個車站的距離。只要有心，生活中到處都是跑步的機會。

前幾天我因為工作緣故，從巴黎搭飛機回東京。長途飛行被侷限在機艙的狹小空間呆坐不動，總是令人疲憊不堪。於是我經常起身到機艙最後面的無人空間，原地踏步一分鐘。這樣不厭其煩的勤走好幾趟以後，我拿起隨身攜帶的計步器一看，發現自己從巴黎到日本成田機場一共在機艙裡走了八公里之多。

座艙服務員看了，還稱讚我說：「這個方法好！」像這樣勤動腿腳，既可以預防經濟艙症候群，又能夠消耗熱量，不啻為一舉兩得的辦法。

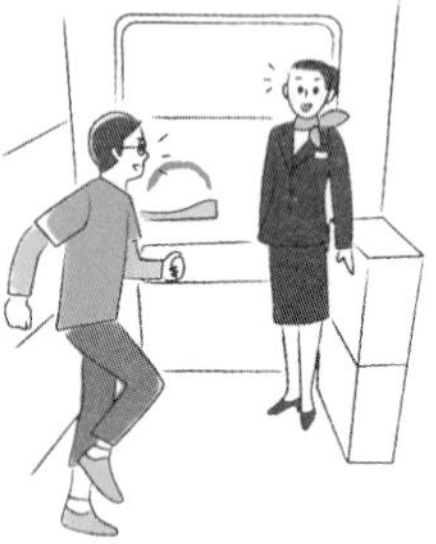

第4章

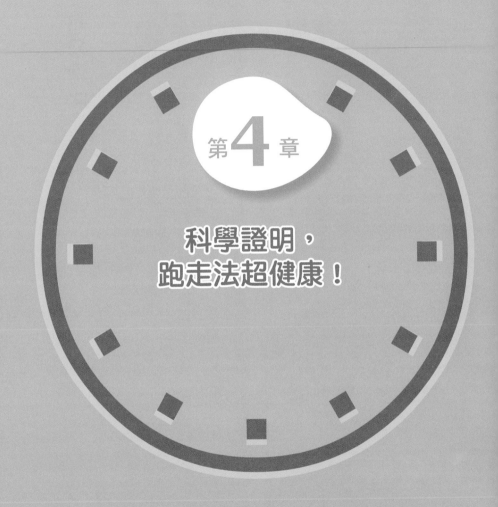

科學證明，跑走法超健康！

超慢跑能喚醒肌肉

▼▼▼對身體而言，超慢跑是少負擔的跑步法，儘管如此，它卻能夠有效刺激平日難得使用的肌肉。具體的說，就是大腿前側肌肉（股四頭肌）、臀部肌肉（臀大肌）和連接上半身和下半身的髂腰肌。它們都是人體的大肌肉，而且集中在股關節周圍。

人體為什麼要做如此設計呢？答案是「為了跑步」。跑步時，我們把腿抬起來，就活動到髂腰肌；腳一著地，大腿前側的股四頭肌能發揮避震作用；又當腿往後蹬出時，必須動用到臀大肌。為了讓這一連串的跑步動作都能流暢進行，造物主賜給我們這些大肌肉。

人類從遠古時代開始，就是如此驅使著身上的肌肉，一路跑過來，然而這一身寶貝如今卻蒙塵了。這也就是為什麼藉助跑走法來喚醒肌肉的功能，是如此必要。

跑步動作會用到這些肌肉

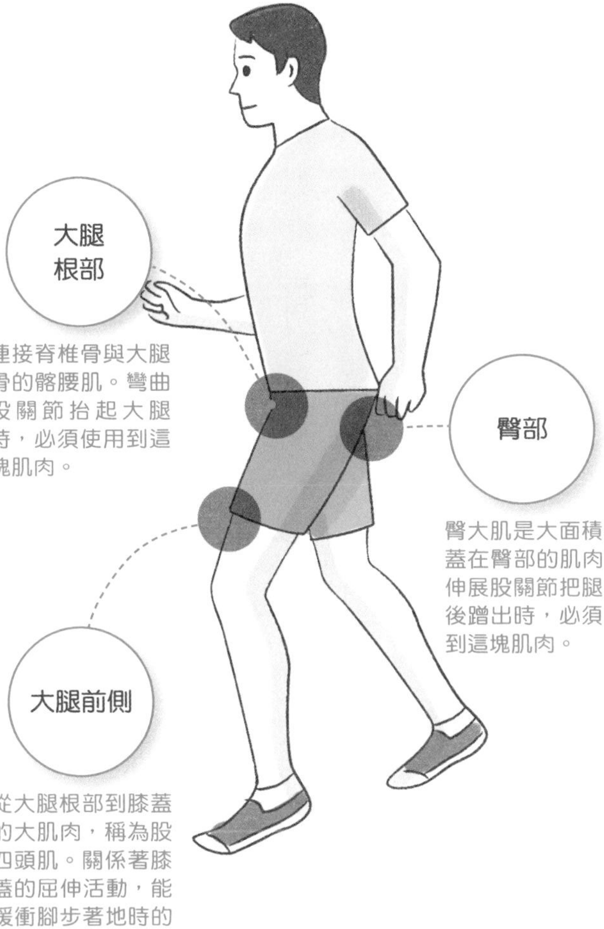

連接脊椎骨與大腿骨的髂腰肌。彎曲股關節抬起大腿時，必須使用到這塊肌肉。

臀大肌是大面積覆蓋在臀部的肌肉，伸展股關節把腿向後蹬出時，必須用到這塊肌肉。

從大腿根部到膝蓋的大肌肉，稱為股四頭肌。關係著膝蓋的屈伸活動，能緩衝腳步著地時的衝擊力道。

現代人住在「龍王宮」

▼▼▼人體下半身的大肌肉是上天的恩賜，現代人卻幾乎不使用它們了。

在人類悠久的歷史長河中，大半時間都在為狩獵或遷移到安全處所而疾行，甚至是奔跑。直到數十年前為止，日常生活中還有很多運動的機會。但是日本自從七〇年代以後，人們就越來越不需要動了。汽車的普及、交通網絡的發達、隨處都有的手扶梯和電梯、滑動步道的完備等等，建構了良好的無障礙環境，然而如此一來別說是跑步，連走路的機會都大為減少，我們只要坐等好吃好玩的送上來就行了，簡直就像是在傳說中的「龍王宮」過日子。

對現代人來說，這樣的生活型態已經成為理所當然，卻沒有聽到自己的身體在哀哀叫。最新研究證實，因為運動不足而造成的肥胖、肌力衰退，會引發各種疾病，至於箇中詳情，請待我稍後娓娓道來。

缺乏走路和跑步機會的現代人

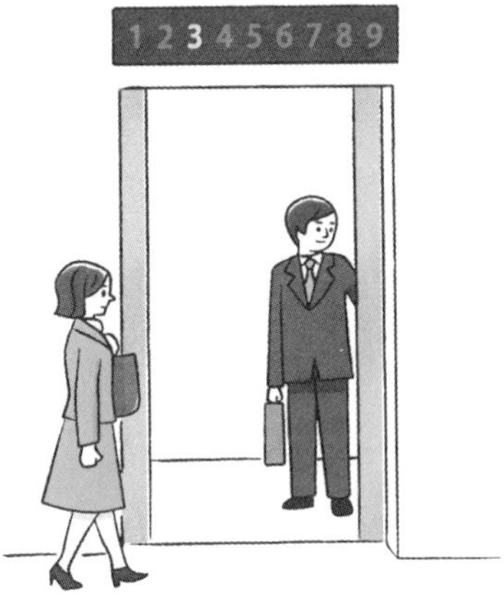

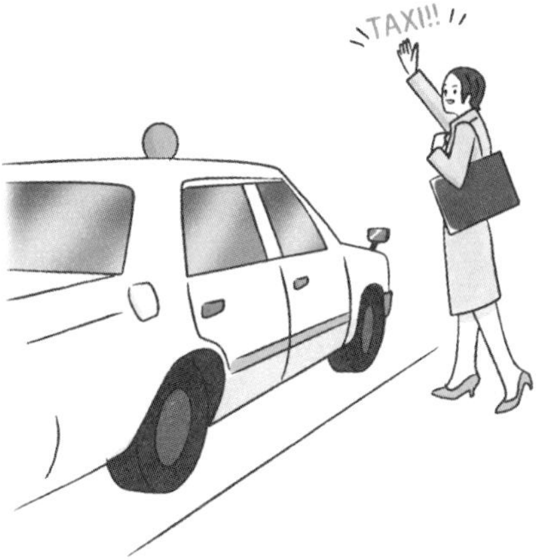

在車站或辦公室搭乘電梯和手扶梯、不跳表的短程距離也要計程車載，這麼一來幾乎沒有使用到下半身大肌肉的機會。

肥胖不只是外觀問題

▼▼▼肥胖的禍害絕對不只是外觀上的問題而已，肥胖與生活習慣病有著密不可分的關係，已經是明確的事實。

ＢＭＩ（body mass index）是用來判定肥胖的基準之一，它是以身高與體重算出來的「身體質量指數」。ＢＭＩ二十二的人，不分男女，罹患糖尿病、血脂肪異常、高血壓、肝功能障礙等疾病的比例最低；ＢＭＩ二十五以上的人即可判定為肥胖，罹患疾病的風險隨之升高；而如果ＢＭＩ達到三十，生病的風險當然就更大了。

二〇一一年，日本肥胖學會在睽違十一年後重新修正肥胖症的診斷基準，將ＢＭＩ三十五以上定義為「高度肥胖」，列為必須加以治療的疾病。日本人的肥胖程度雖然不若歐美嚴重，但是可以預料今後的高度肥胖人口將很可能成長。

最新修訂的 BMI 肥胖判定基準

BMI	判定
18.5 未滿	體重太輕
18.5 ～ 25 未滿	普通體重
25 ～ 30 未滿	肥胖（1 級）
30 ～ 35 未滿	肥胖（2 級）
35 ～ 40 未滿	肥胖（3 級）
40 以上 *	肥胖（4 級）

* BMI35 以上定義為「高度肥胖」

跑走法的首要目的就是減掉內臟脂肪

▼▼▼相信大家都聽說過「內臟脂肪」。附著在腹肌外側的脂肪是「皮下脂肪」，附著在腹肌內側的脂肪就稱為「內臟脂肪」。和皮下脂肪比起來，內臟脂肪是十分棘手的東西，因為它和各種疾病脫不了關係。

內臟脂肪蓄積過量的指標，訂在男性腹圍九十公分、女性腹圍八十五公分。超出這一指標，再加上血壓數值、血糖數值、血脂肪這三項數值當中若有兩項以上超過標準值，即可判定為代謝症候群。

內臟脂肪本身就是荷爾蒙的分泌組織，適量的內臟脂肪能分泌對身體有用的荷爾蒙，但是當內臟脂肪累積達到代謝症候群的程度，就會開始分泌種種引起生活習慣病的有害物質。內臟脂肪比皮下脂肪的反應性高，容易因為不良生活習慣而囤積，不過只要加以飲食控制和運動，它也是更容易減掉的脂肪。跑走減肥法瞄準的首要目標，就是減去內臟脂肪。

內臟脂肪是能分泌以下各種物質的組織

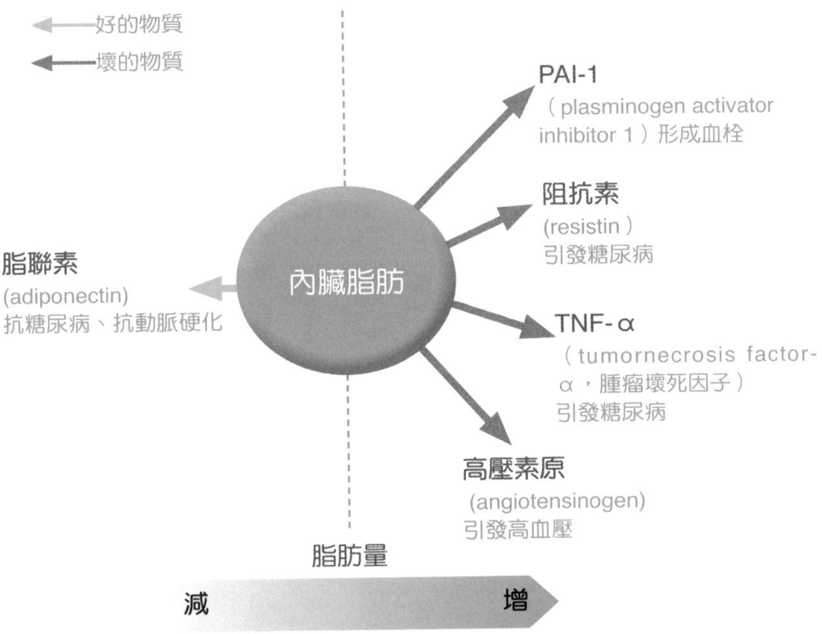

內臟脂肪平時會分泌對身體有用的荷爾蒙，但是累積超過一定量以後，就會開始分泌各種誘發生活習慣病（如右頁所述）的物質。

肌肉衰退也是誘發疾病的風險因子

▼▼▼可能誘發疾病的風險因子可不只有內臟脂肪過多而已，最新研究發現，肌肉衰退也可能是助長疾病發生的一大健康風險。

粒線體（mitochondria）是細胞裡的能量製造工廠，而肌肉當中的PGC-1α基因能夠建構更多的粒線體。粒線體增加，人體的攝氧量就會提高，體力也因此增強。

我們在從事運動後的人身上，可以發現更多的PGC-1α基因；而一旦肌肉衰退，PGC-1α基因則隨之減少，肌肉就會開始分泌發炎物質。這些發炎物質有誘發糖尿病、血管硬化、腦細胞損傷、癌細胞增殖等的傷害作用。

所以說，運動不足造成的代謝症候群體型，會受到來自「內臟脂肪分泌的有害物質」與「肌肉分泌的發炎物質」兩面夾攻，自然就大大提升了罹患疾病的風險。

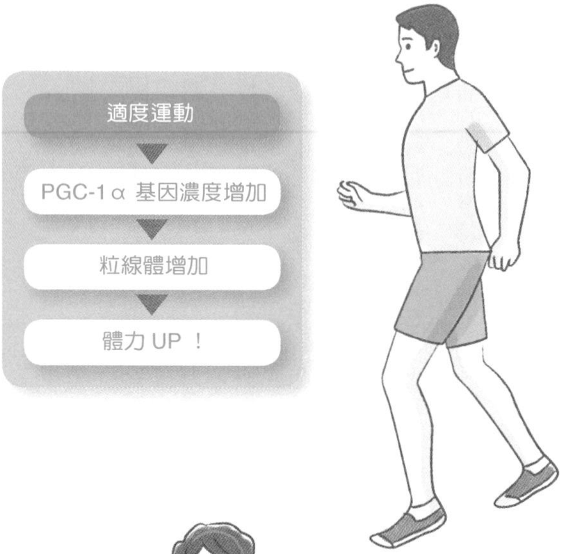
適度運動
PGC-1α 基因濃度增加
粒線體增加
體力 UP ！

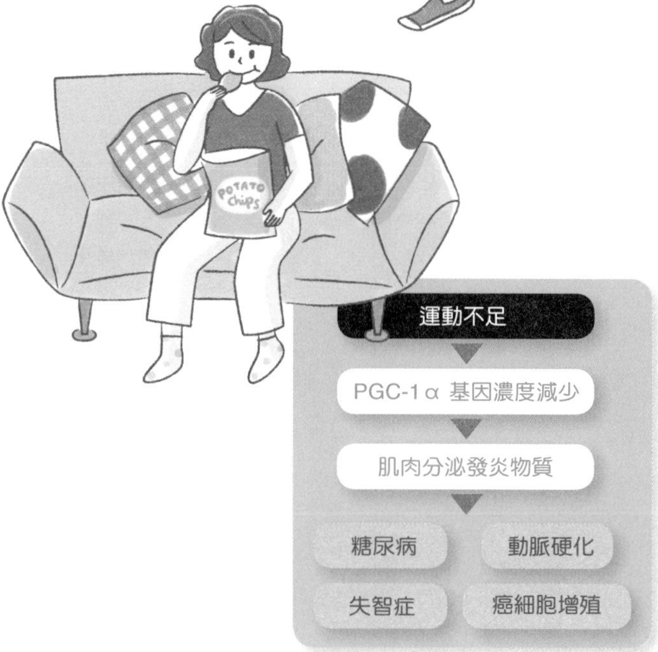
POTATO
Chips
運動不足
PGC-1α 基因濃度減少
肌肉分泌發炎物質
糖尿病
動脈硬化
失智症
癌細胞增殖

醒來吧！健康基因PGC-1α

▼▼▼目前已知，體內PGC-1α基因濃度升高，則不僅能體力增強，甚至可以抑制所有的老化現象。正因為這樣，所以我將PGC-1α稱為「健康遺傳基因」。

可喜的是，我們用自己的力量就可以喚醒這個健康遺傳基因，至於方法，那當然就是跑走法了。而且跑走法還可以有效預防骨盆周圍大肌肉衰退以後分泌出各種發炎物質，我們何樂而不為呢？

根據我們的實驗，使用比「微笑節奏」稍微提高若干強度的「加強版微笑節奏」進行跑走法，可以發現肌肉裡的PGC-1α基因濃度增加。這個實驗是在連續跑走法一小時的條件下完成的。目前的最新實驗，則是在慢跑兩分半鐘後休息兩分半鐘。即使如此，仍然可以在肌肉裡面發現PGC-1α基因的濃度升高。所以我合理推論，超慢跑一分鐘＋快走三十秒得到同樣功效的可能性非常高。

跑走法讓 PGC-1α 基因濃度增高

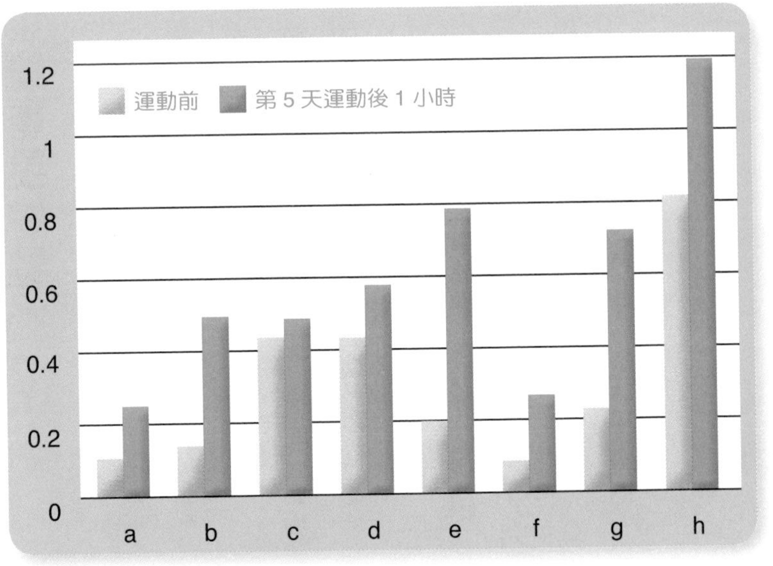

以「加強版微笑節奏」進行 1 小時跑走法實驗。比較運動前以及第 5 天運動後，受試者 a 至 h 的 PGC-1α 基因量都出現濃度升高的變化。「加強版微笑節奏」是「眼看就要開始喘氣前，仍留有餘力繼續跑步」的節奏。

攝氧能力也是重要關鍵

▼▼▼讀到這裡，相信大家對「囤積內臟脂肪與肌肉衰退究竟對身體造成多大傷害」已經有所了解。接下來，讓我們暫且拋開肥胖與否和肌肉多寡的體型問題，對此以外的條件加以說明。

我們現在知道，即使是相同程度的肥胖者，有體力的人比起缺乏體力的人不容易罹患疾病。而體力的指標要看「最大攝氧量」，也就是進行有氧運動時，能夠把氧氣吸入體內的最大量。

一開始進行跑走法時，你可能三兩下就上氣不接下氣，但是堅持跑到一定程度以後，用相同速度跑起來也臉不紅氣不喘了，這就證明身體的攝氧能力已經提升。

目前科學界還不明白其中的生理機轉，不過可以確定的是，提升最大攝氧量能夠降低腦中風、心臟病，甚至是罹癌的風險，而超慢跑正可以讓最大攝氧量呈現飛躍式的成長。

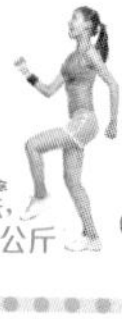

跑走法能夠提升身體的最大攝氧量

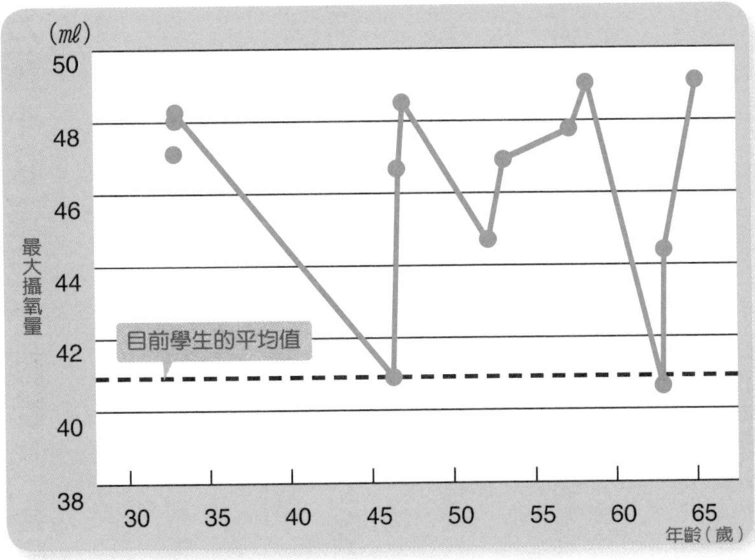

作者田中宏曉的最大攝氧量變化。上表的數據是表示「每公斤體重可以在 1 分鐘攝取多少氧氣量」的過程變化。筆者的攝氧能力在 46 歲罹患代謝症候群時變差，後來從事跑走法運動以後出現大幅提升。60 歲以後攝氧能力一度降低，是因為受傷無法運動的緣故。從上表可知，運動與否可以左右最大攝氧量的多寡。

超慢跑一分鐘＋快走三十秒能改善糖尿病

▼▼▼根據平成二十三年（二〇一一年）發表的日本國民健康暨營養調查結果，強烈疑似糖尿病與無法排除糖尿病可能性的「準糖尿病患」高達二十七・一%。事實上，日本每四人就至少有一人是糖尿病或準糖尿病病人。

我們從嘴巴吃進去的醣類食物，經過胃腸分解以後成為葡萄糖。這些葡萄糖藉由血液輸送到全身需要能量的細胞，成為細胞活動的能量。過程中，為葡萄糖帶路的就是胰島素。以上是健康人體的系統運作。另一方面，萬一胰島素的分泌量不足，或是雖然分泌足夠可是反應性差，系統的運作就會出亂子，成為糖尿病。

我們所主持的運動教室裡，已經有不少重度糖尿病患的病情獲得改善，所以超慢跑一分鐘＋快走三十秒的降血糖效果確實值得期待。

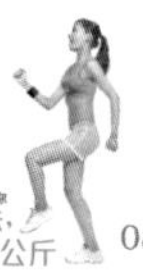

醣類成為細胞能量的運作過程

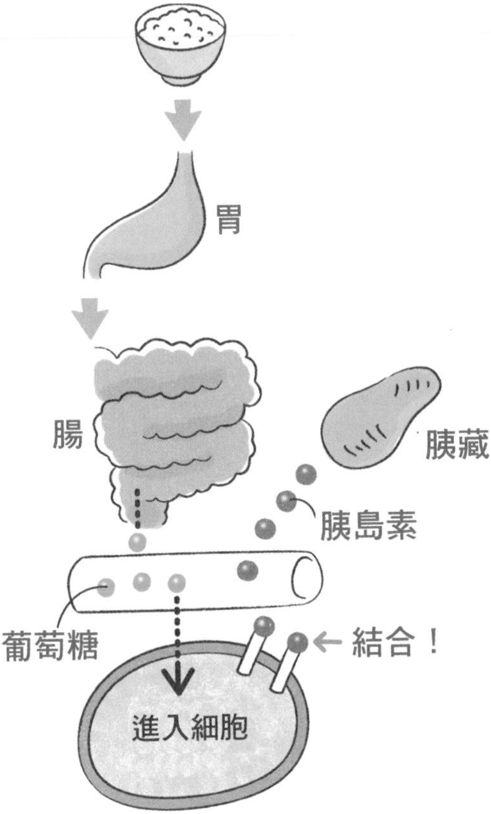

從嘴巴吃進去的碳水化合物或醣類食品，經過胃腸分解以後成為葡萄糖進入血液中。血液中葡萄糖一增加，胰臟就分泌出胰島素附著在細胞表面。胰島素的作用是打開細胞的門鎖，護送葡萄糖進入細胞裡。萬一這個運作系統失靈，血液中就會出現過多的葡萄糖，引發心臟病、腦中風、視網膜病變、腎臟病、神經功能障礙等合併症。

跑走法能有效改善國民病——高血壓

▼▼▼高血壓是一種直到重症前都鮮少出現症狀的疾病，所以被稱為「沉默的殺手」，也是日本當今的國民病。

當心臟收縮時的最高血壓在一四〇mmHg以上，或是心臟舒張時的最低血壓在九〇mmHg以上，即可診斷為高血壓。持續的高血壓狀態讓心臟與血管的負擔沉重，嚴重時甚至會爆發腦中風或是心肌梗塞。

我們所搜集的資料顯示，跑走法能有助於改善高血壓。即使是高血壓的重症患者，只要每星期三到五天，一天進行三十分鐘至一小時與跑走法同等級的運動，持續三個月之後，血壓都能降到正常值。

這證明了運動可以有效降低連藥物都無可奈何的頑固高血壓，而且下降的血壓此後仍然繼續維持正常水準。

跑走法能改善高血壓

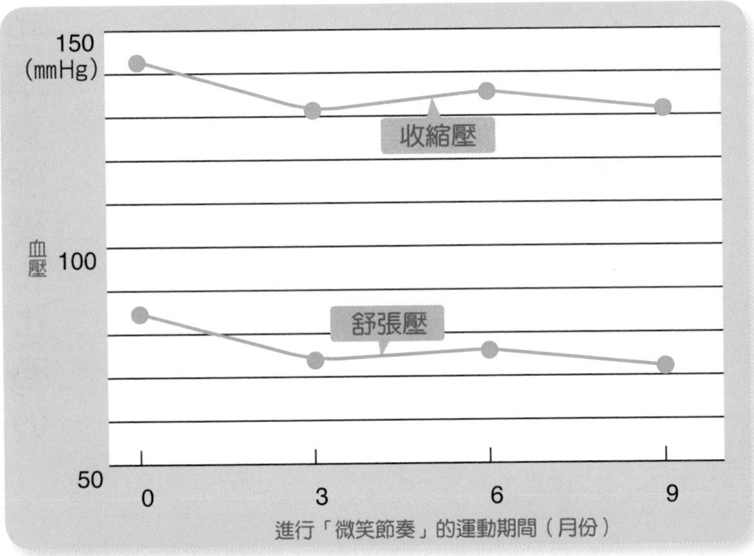

受試者的平均年齡為 75.5 歲。10 多名高血壓患者從事與跑走法同等級的運動，3 個月後可以見到血壓下降的成效。最初的血壓降低是因為服用降壓劑的緣故。

（摘自）Motoyama M et al.：Med Sci. Sports Exerc.,1998

跑走法預防動脈硬化也有效

▼▼▼人體的膽固醇含有LDL（低密度脂蛋白）與HDL（高密度脂蛋白）兩種脂蛋白（lipoprotein）。LDL膽固醇會堆積在血管壁上，容易造成動脈硬化。另一方面，HDL膽固醇則能夠清除堆積在血管壁上的膽固醇。

我們以上一頁的高血壓實驗受試者為對象，進行了運動後膽固醇變化的研究。這一研究記錄的用意是想要了解運動對於血管清道夫HDL膽固醇，是否會產生影響。實驗數據說明，當受試者持續進行與跑走法同等級的運動時，HDL膽固醇便會增加。而直到目前為止，醫學界還未能發現足以增加人體中HDL膽固醇濃度的藥物。

不過數據也顯示，一旦停止運動，HDL膽固醇的濃度又會再度降低；也就是說，維持運動不輟的習慣才能確保這帖「萬能藥」的功效。

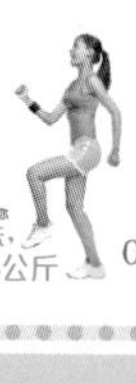

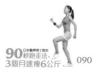

HDL 膽固醇的變化

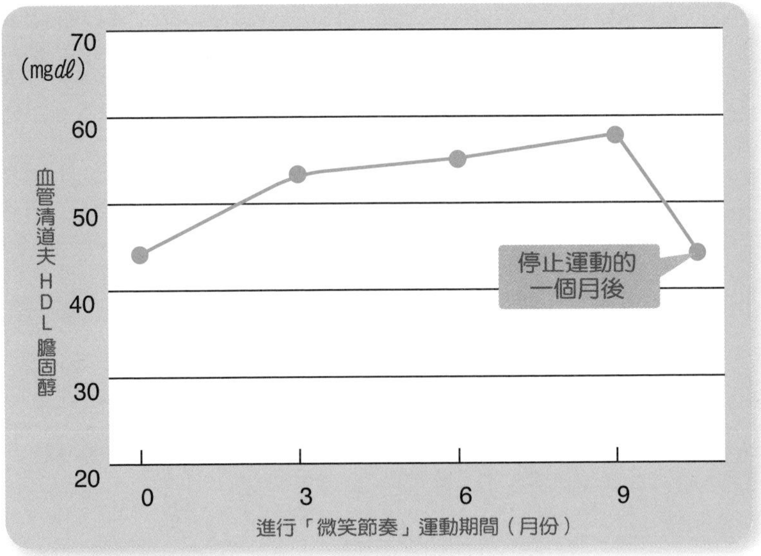

開始從事運動後 3 個月，可以看到 HDL 膽固醇增加。運動期間仍持續增加當中，但是 9 個月後中斷運動，時隔 1 個月 HDL 膽固醇就大量減少，並沒有持續效力。

（**摘自**）Motoyama M et al.：Eur.J.Appl.Physiol.,1995

從前的日本人已經懂得超慢跑？

人體下半身的肌肉當中，以大腿前側的股四頭肌最容易隨著年齡而老化。而跑走法所運動的肌肉之一，正是大腿的股四頭肌。

我個人是這樣子假設：跑走法是採用腳跟先著地的前腳掌跑法，比起一般的後腳跟先著地，它能給予大腿前側肌肉更多的刺激。

肌肉的運動可以分為兩種，一種是透過一伸一縮改變肌肉長度來發揮力量，一種則是無須改變肌肉長度就可以發揮力量。前腳掌先著地的跑法屬於後者，它讓股四頭肌在不需改變長度的固定狀態下就可以受到運動刺激。

某日我靈光一現，想到這個跑法豈不是和過去穿和服走路的日本人一樣嗎？以前的人穿草鞋或木屐，都是前腳掌先著地，而且用凌波微步似的小碎步走，簡直就和超慢跑的動作如出一轍，正好可以有效刺激容易衰退的股四頭肌。看來，我們的老祖先早就在實踐超慢跑的生活智慧了呢！

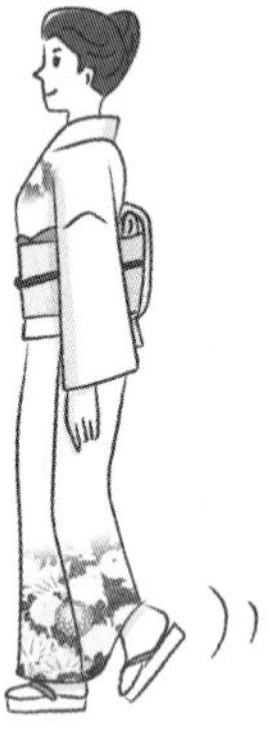

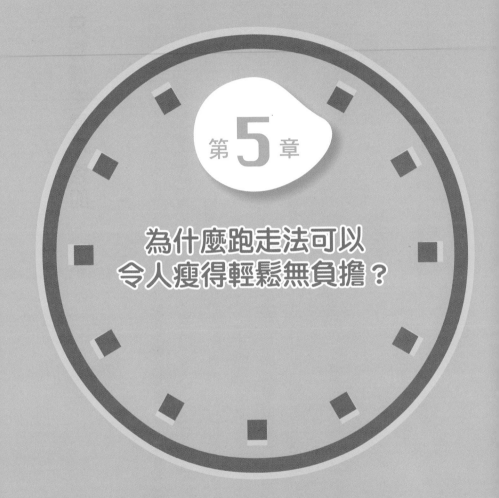

第5章

為什麼跑走法可以令人瘦得輕鬆無負擔？

只有健走是不夠的

▼▼▼常聽人說自己是「為健康而走」，的確，比起什麼都不做，督促自己為保健多走路當然很好。然而，光只是在平地上走路，幾乎不會使用到髂腰肌、臀大肌和大腿前側的股四頭肌這些大肌肉。唯有確實把大腿抬起來，才能夠活動股關節周圍的大肌肉。平地上的步行因為缺乏這樣的動作，無法運動到重要的大肌肉，所以稍微上年紀就可能演變成拖著腿走路的步態。

如果你是每天都健走一小時的人，何不妨把其中的一半時間改成跑走法。反正速度和走路一樣，而且不會要你氣喘吁吁、汗流浹背。對想要保健的人來說，超慢跑＋快走的跑走法更符合健康的訴求。

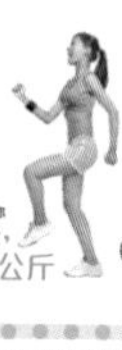

健走和跑步使用股關節周邊肌肉的差異

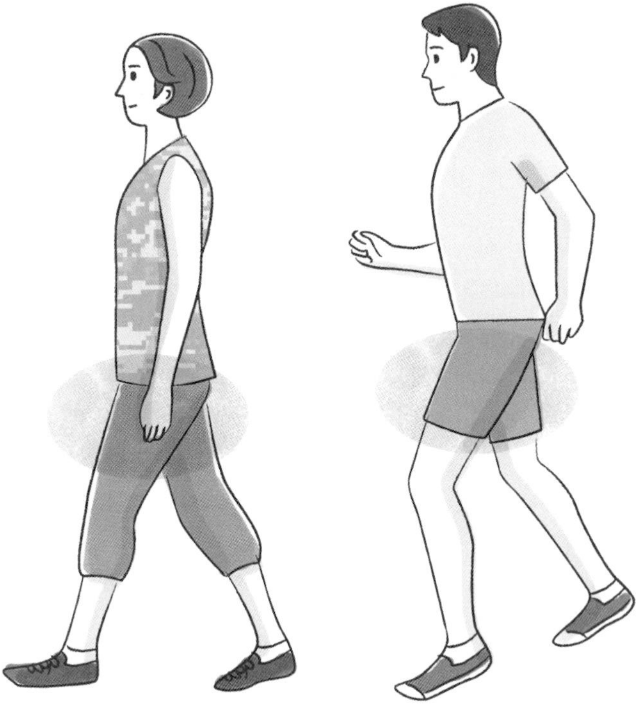

走路少了抬高大腿的動作，所以幾乎不使用到下半身的大肌肉，也不會在肌肉中發現 PGC-1α 基因，而且多了肌肉分泌發炎物質的可能風險。

跑走法消耗的能量是走路的兩倍

▼▼▼如果你的目標是減肥，那麼跑走法會是更有效的選擇。

不運動的人開始健走，最初的確會瘦下來，但是越走越習慣以後，必然會遭遇瓶頸，減重無法再突破。為了看到成效，只好勉強投入更多時間，鞭策自己再多走一些。

反觀跑走法所消耗的熱量是健走的兩倍，以體重六十公斤的人來說，同樣是五公里，健走消耗熱量一百五十大卡，跑走法則多達三百大卡。

同樣的距離、同樣的運動時間，如果把健走和超慢跑合併起來使用，將可預期消耗更多熱量，同時獲得更好的減肥瘦身效果。

健走和跑走法在熱量消耗上的差異

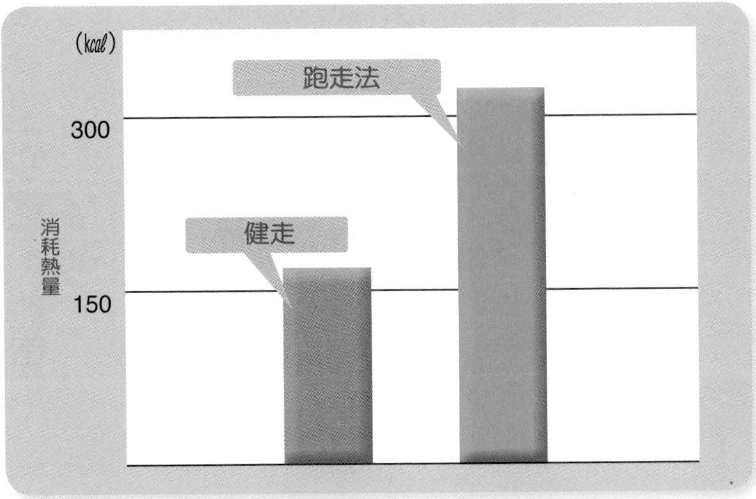

體重 60 公斤的人分別以健走和跑走法移動 5 公里，所消耗熱量如上表。後者是前者的兩倍之多。

跑步的熱量消耗是距離×體重

▼▼▼同樣的移動距離，步行與跑步所消耗的熱量是不同的。

而步行也會因為方法不同，消耗的熱量出現若干差異。例如，散步和快步走，後者當然比前者消耗更多熱量。

可是跑步就不同了。跑步消耗的熱量計算很簡單，就是體重乘以跑步的距離。以跑步一公里來說，每公斤體重消耗一大卡熱量，如果是五十公斤的人，就消耗五十大卡。超慢跑雖然是用走路的速度在跑步，但是消耗的熱量和跑步是一樣的。

超慢跑持續跑到一定程度以後，就會越跑越輕鬆，不自覺加快腳步，也因此又多跑了更長的距離，消耗更多熱量。

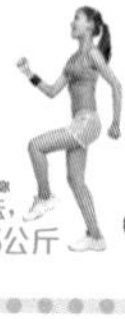

跑步距離 × 體重＝消耗熱量

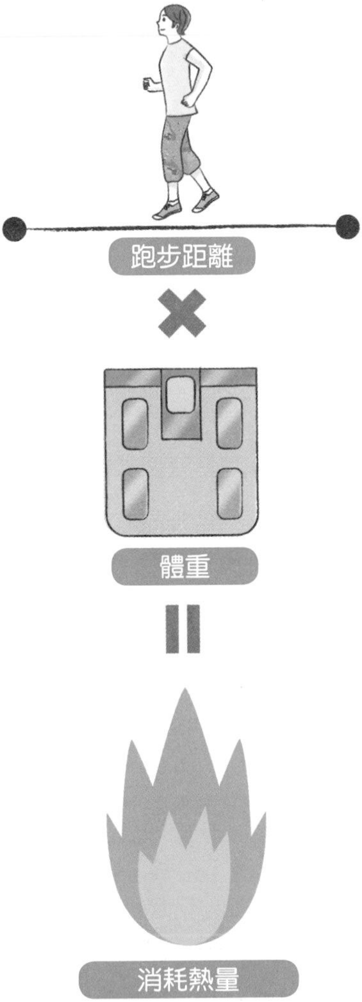

同樣是 1 分鐘的超慢跑，跑習慣以後會不自覺加快速度，無形中跑出更長的距離，也就累積消耗更多的熱量。

因為是自己的速度，所以跑起來毫不費力

▼▼▼當我們一再提升運動強度時，想要鞭策越來越疲累的身體繼續動下去就變得很痛苦，相信這是大家都有過的經驗。這是因為肌肉裡面囤積了運動後的代謝廢物「乳酸」的緣故。

從輕度運動逐漸增加運動強度到達某一點時，肌肉裡的乳酸量會突然急速飆高，當運動超過這一強度，人就會開始感到吃力。這便是為什麼一開始衝得飛快的人，三兩下就感到腿痠跑不動了。

跑走法的「微笑節奏」，是肌肉裡的乳酸量「將上升而未上升」前的節奏，所以不會令人感到吃力或痛苦。而雖然說是「微笑節奏」，其實節奏的快慢會因為每個人的運動經驗、年齡、性別等條件而不同；也就是說，每個人的「微笑節奏」是不一樣的。有的人是時速七公里，有的人可能是三公里。速度快慢不是問題，用最適合自己的速度來跑，才是運動能夠持之以恆的秘訣。只要最大攝氧量提升，微笑節奏也會隨之加快。

微笑節奏會因為年齡、體力而不同

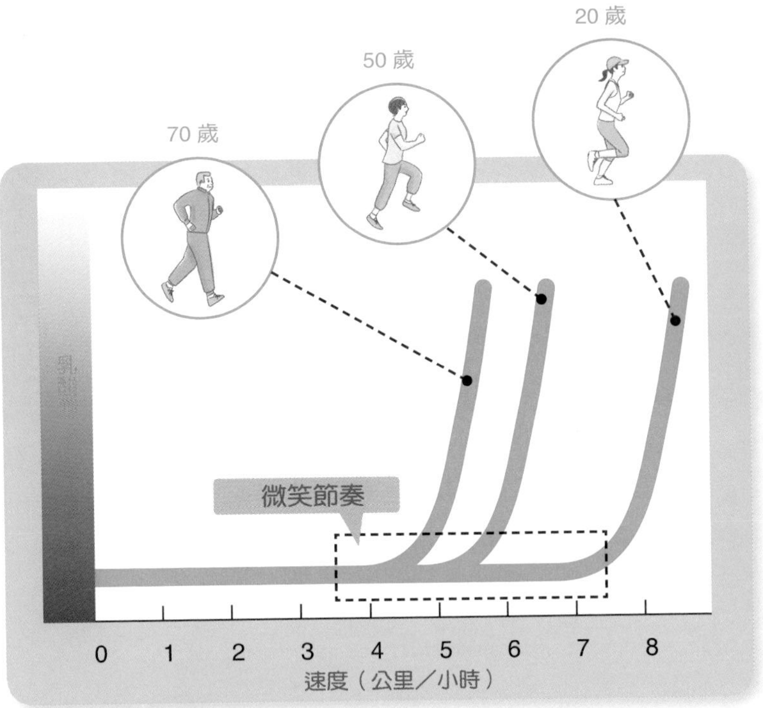

雖然有個人的差異性，不過平均而言，20 歲的人時速是 7 公里、50 歲的人時速是 5 公里，到了 70 歲時速則是 4 公里，肌肉裡的乳酸量也會大幅激增。而只要用來表示身體攝氧能力的最大攝氧量提升，微笑節奏自然會加快，變得比自己的實際年齡更年輕。

跑走法不容易累的原因

▼▼▼競速滑冰選手和田徑的中距跑選手在抵達終點以後，疲勞的程度會有很大差異，原因是兩種運動使用的肌肉不同。

事實上，運動時使用的肌肉種類決定了是不是容易令人疲勞。人體的肌肉可以大致分為兩種，一種叫快肌是擅長在短時間內展現爆發力的肌肉，可是一下子就感到疲勞；另一種叫遲肌，是釋放的力量雖然小，可是能發揮持久耐力的肌肉。前者的肌肉使用糖做為燃料，糖燃燒以後的代謝廢物就是乳酸；而後者的肌肉是用氧氣燃燒脂肪做為主要的能量，可是它也能夠將乳酸加以廢物利用，燃燒得乾乾淨淨。

像跑走法這樣的低強度運動，主要是使用第二種肌肉，因為不容易堆積乳酸，所以也就不容易令人感到疲勞。

跑走法使用的是耐力持久的肌肉

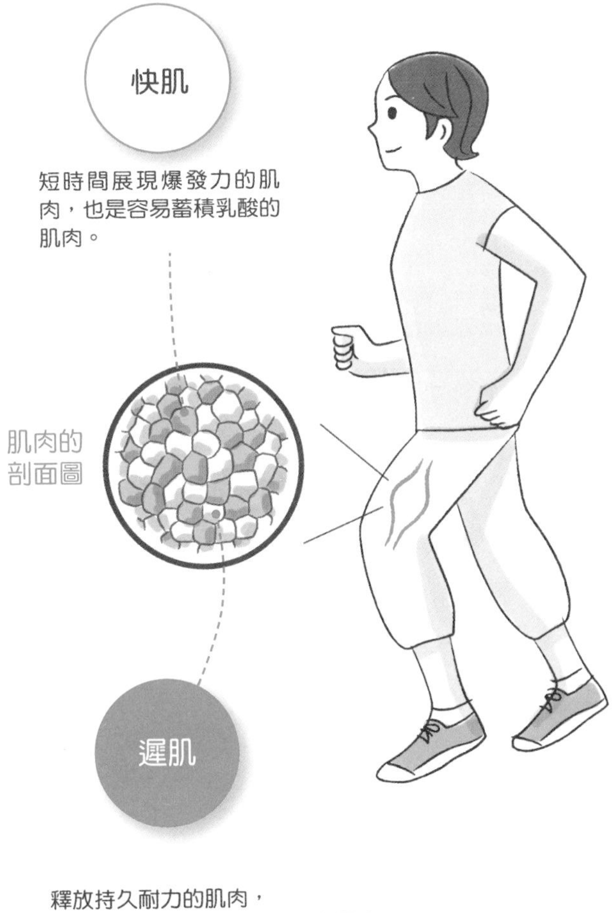
快肌
短時間展現爆發力的肌肉，也是容易蓄積乳酸的肌肉。
肌肉的
剖面圖
遲肌

釋放持久耐力的肌肉，
也是可以將乳酸拿來再利用的肌肉。
＊ 跑走法主要使用這種肌肉。

用超慢跑＋快走跑完馬拉松

▼▼▼我們所主持的運動教室當中，有不少學生挑戰過馬拉松。他們並沒有受過專業訓練，只不過是每天都進行跑走法，然後就以同樣的速度，在沒有痛苦之下跑完四十二・一九五公里的馬拉松。其中還有人是幾個月前才因為代謝症候群體型，接受醫生的衛教指導。

不但如此，他們有的人是從頭到尾以超慢跑1分鐘＋快走三十秒的方式，在五個小時內跑完全程的強手。也有同樣是第一次參加馬拉松比賽的女學生，一開始衝得太猛，中途膝蓋疼痛而差點棄權，後來是以超慢跑一分鐘＋快走三十秒克服困境抵達終點。反正比賽當中以走代跑並不犯規。

當各位看到用超慢跑一分鐘＋快走三十秒的方式，在不對身體造成負擔的情況下還可以完跑馬拉松，是不是也讓你感到熱血沸騰，興起了下場挑戰的鬥志呢？

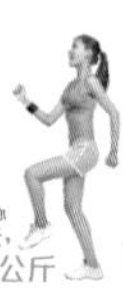

用超慢跑 1 分鐘＋快走 30 秒跑完馬拉松

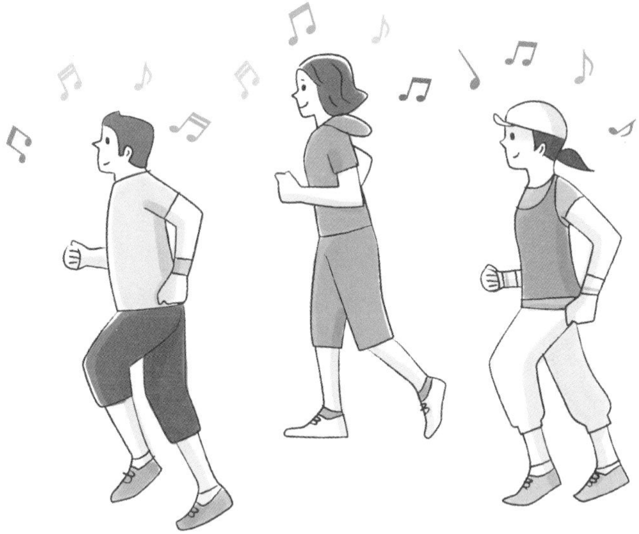

連跑帶走，全程用相同節奏輕鬆跑，42.195 公里的馬拉松也難不倒你，而且還可以把痛苦降到最低，開心跑完全程。

買鞋就買鞋底輕薄款

超慢跑一分鐘＋快走三十秒的最大好處就是不必挑場地，隨時隨地說跑就跑。對跑者來說，選鞋是第一要務，不過從事跑走法即便不穿跑步鞋也無妨，只要是好走的鞋就行了。

而如果跑出興趣，想要跑得更有效率，那麼我建議大家盡量選擇鞋底輕薄的鞋款。剛入門的跑者所穿著的慢跑鞋屬於厚底款，適合腳跟著地的跑法使用，並不適用於前腳掌跑法。

買鞋就買鞋底輕薄、腳跟支撐性良好、腳尖保留適度空間的鞋款。目前市面上有越來越多這類型的鞋款推出，方便跑者更容易掌握用前腳掌接觸地面的感覺。買鞋的時候請務必親自試穿，選擇適合自己需求的鞋子。

這樣的鞋底容易掌握前腳掌著地的感覺。

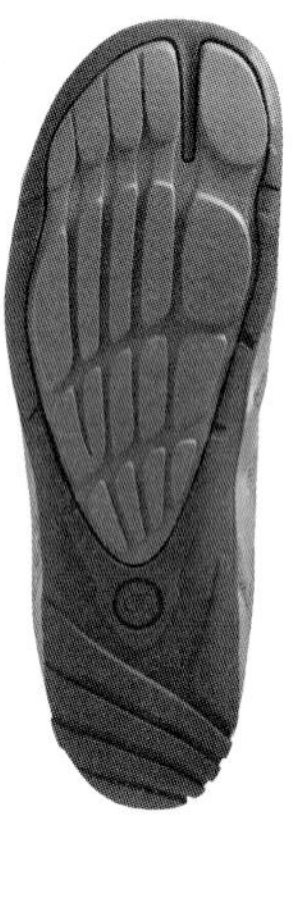

前腳掌著地用跑鞋 Finalist001 的鞋底。鞋底輕薄接近赤足的結構設計，讓跑者容易掌握用腳趾掌著地的觸感。7,245 日圓（約台幣 2,100 元）
ASAHI Corporation 諮詢電話：0120-48-1192

第6章

聽著音樂跑，輕鬆變苗條！

八位見證人心得分享：運動推廣團體NPO「spocolle」五人、九電工代謝症候群對策小組三人

小野芳博（四十二歲）

☺ 瘦身有成，腰帶鬆了三格

登上七十八公斤的生涯體重最顛峰，讓我毅然決然加入跑走法的減肥行列。為了貫徹決心，我暗地給自己立下目標，從此幾乎每天早上都在家中進行超慢跑一分鐘＋快走三十秒共計三十分鐘，不足的三十分鐘則等到午休時間或下班後在外面完成。因為是一面聽音樂一面跑，頗能鼓舞士氣，就這樣輕輕鬆鬆跑下去。

剛開始跑的時候，時間不固定，有時又吃得太飽，所以體重還曾經一度打破七十八公斤的紀錄。後來我把運動時間固定下來，成為生活的一部分，體重就開始以每個星期少一公斤的速度減下來。三個星期後，我又加碼挑戰飲食控制，最愛的酒也漸漸變得少喝。就在不知不覺間腰帶鬆了三格，成為現在的七十二公斤。我接下來的目標，是繼續向七十公斤邁進。

金子昌史（四十三歲）

☺ 又能穿緊身的漂亮衣服了

當喜愛的漂亮緊身衣服不再合身，我就意識到狀況不妙了。會選擇跑走法，是因為不想要費力運動，又希望可以剷平肚子周圍的贅肉。我會在上下班的路上進行超慢跑一分鐘＋快走三十秒，一趟是十五分鐘，不足的時間等回家以後再補足。每星期的運動頻率視每天運動的時間長度而定。如果是一天運動六十分鐘，那就一星期運動三天；如果一天的運動時間比較短，那就改為一星期運動四到五天。在習慣前腳掌著地的跑法以前，小腿肚肌肉跑起來會痛，還好是跑一跑再走一走，而不是一直在跑，所以我好歹能堅持下去。

我把早餐的土司厚度從原本的切六片改為切八片，午餐的碳水化合物也減半吃，並且補充優格或水果。晚餐的主食雖然吃得比以前還多，體重卻沒有因此增加。第一個月減去兩公斤，此後體重持續緩步下降，現在已經減了五公斤。沒錯，身材苗條的時候買的衣服，現在又可以穿囉！

K・H子（五十二歲）

☺一再刷新減肥紀錄，目標要再少五公斤！

最近七年來體重暴增十二公斤，所以我開始留意各種減肥方法。也曾經每天上健身中心甩肉，可是一停止運動，肥肉又重新上身了。我選在每天晚餐消化後到睡前的空檔進行超慢跑一分鐘＋快走三十秒，身體還沒有習慣運動以前，跑步對我來說很吃力，但是跑著跑著，也不知從什麼時候開始，它竟然變成再輕鬆不過的事。

跑了沒有多久，腰臀一圈圈變小，體重也幾乎是立刻從六十一公斤降到五十八公斤，眼看又要下降到五十七公斤了。

這次的減肥計畫是從一月份開始，一向怕冷的我在冬天特別瑟縮，無法認真投入跑走法。我打算等到天氣回暖以後再接再厲，繼續減到五十五公斤以下。

川浪美帆（三十八歲）

☺一面做家事一面進行跑走法

這四年來我已經胖了八公斤，雖然嘗試過無數的減肥方法，卻一點也減不下來。我先生喜歡跑馬拉松，我抱著「有一天也要和他一起跑」的心情，嘗試跑走減肥法。我是在每天洗衣機啟動的時候跑步，曬衣服的時候快步走，就這樣一面做家事一面實踐跑走瘦身法。

一開始的時候，我連持續跑一分鐘都很困難，總是喘到上氣不接下氣，感到苦不堪言。也許是因為反正每天都要做家事，所以再怎麼氣喘吁吁，我還是認命的跑下去。很快的，我感到自己的腳步變輕快了，漸漸跑出樂趣。

才一開始跑，我就瘦了一公斤。之後雖然體重停滯不前，可是到了第六週，又少去三公斤，進入第十二週少掉四公斤，第十三至十四週又再減了一公斤！我的肥肚變得平坦，本來快擠爆的褲子現在穿起來變鬆了。我還會繼續跑下去，總有一天要挑戰半馬！還有還有，穿著比基尼也不用再圍著海灘巾了！

宮本純一（四十三歲）

☺ 跑步成為日常生活的一部分

我利用每天往返公司的路上，也就是從家裡到車站、從車站到公司，還有午休時間、回到家的夜晚、週末假日等的時間勤做超慢跑。

我實在很不喜歡跑步。剛開始跑的時候，總覺得這一分鐘就像是永無止境，眼看著後面的路人一個個從我身邊超越而過，真不知道自己的臉要往哪裡擺。即便如此，連續跑了一個星期以後，情況改觀了。無論是要出發去跑步還是跑著的時候，我都感到格外心曠神怡。本來七十五・五公斤的我現在減到七十二・三公斤，許久不見的人看到我，都說我的臉變小了；我自己洗臉的時候，兩手也發現臉的觸感真的不一樣了。

我是在二〇一三年的一月加入跑走減肥計畫，二、三月時我便報名參加半馬，而且順利跑完全程，我打算今年內還要挑戰全馬。我現在十分樂在超慢跑，跑步也成為我日常生活的一部分了。

內村香織（四十歲）

☺尺寸瘦了一號，從裙裝改穿時髦褲裝

跑走法結合音樂和運動的設計十分新奇有趣，吸引我想要一探究竟，於是報名「跑走減肥計畫」。我跑得很認真，早晚的通勤時間、中午的午休時間、出門遛狗的時候，所有零碎的時間我都拿來進行跑走法。最初雖然並沒有見到明顯的體重變化，可是體脂肪順利的減下來，然後就看到體重以每個月六百公克左右的速度在遞減。

飲食控制方面，我雖然沒有做到主食減量，但是對點心時間的西式糕餅和宵夜開始有所節制，也能注意到用餐時間是否恰當、考慮到什麼時間該吃或不該吃。

親朋好友都說我變瘦了，我的衣服尺寸也小了一號。我的穿著過去都是以裙裝為主，現在也能穿出緊身褲的時髦了。今後我不只是要運動減肥，還想要雕塑手臂和腿部的線條呢！

西村崇（三十七歲）

☺減肥十幾公斤，成功告別代謝症候群

因為是公司推行的健康活動，所以我參加了跑走減肥計畫。事實上，我原本是重度的代謝症候群體型，公司部長看不下去，強制規定我非參加不可（笑）。

減肥期間，我在下班回家的路上，總是提前一站下車，用超慢跑一分鐘＋快走三十秒跑完大約兩公里的路。剛開始的時候，光是跑上三組（九十秒一組）我就痛不欲生，也遭遇過數不清的挫折，但是隨著體重慢慢減下來，我也越跑越輕鬆。我還配合飲食控制，早餐只吃一半的飯量，上班時間一概不吃任何零食，吃飯時經常提醒自己「食不過八分飽」。

原本八十四公斤的體重現在減到七十三．五公斤，腹圍也從九十五公分減到八十五公分，雖然距離標準只少一點點，不過總算是告別了代謝症候群！瘦下來以後，中午在公司午休時間稍微「瞇一下」，也不再鼾聲大作。雖然身邊的人都說我變瘦了，不過距離我進公司當時的體重，還多了十公斤，我會再加把勁的！

甲斐田勇太（二十六歲）

☺最討厭跑步，但是配合音樂就能輕鬆跑下去

在周遭的勸進之下，我報名了「跑走瘦身計畫」。每個星期兩到三天，我回到家以後一次跑完六十分鐘。我是個最討厭跑步的人，老實說，剛開始跑的時候，我感覺這六十分鐘簡直萬劫不復。還好有音樂相伴，讓我終於熬了過來，現在已經不再感到痛苦了。

對我來說，看到體重減下來就是最大的鼓舞力量。等到習慣跑步以後，我甚至會想要再多跑一點，就連本來應該是快步走的音樂節拍我也用跑的。

飲食控制方面，我刻意提醒自己注意熱量，全面將飲食減量，就這樣以每個月兩公斤的速度減下來，從最初的七十九公斤減到現在的七十三公斤。睽違多年後，我終於可以不再穿大布袋裝了，心裡好高興。我還要繼續跑下去，減到七十公斤的目標體重。

勤寫減重日誌，成果看得見

▼▼▼挑戰減肥計畫時，勤做數字記錄是很重要而且有意義的工作。記錄減肥日誌的基本功，首先是每天測量體重並且一一註記。而飲食內容、運動的質與量都會影響體重增減，因此也要加以記錄，方便隨時翻閱檢討，才知道如何改進。

左頁圖表是九電工與spocolle進行「跑走瘦身計畫」時，所使用的減重日誌範例。記錄人必須先設定目標體重，然後寫下自己目前的實際體重，每天的體重變化則用數字與表格標示。測量體重最好選在每天的固定時間，才好做比較。

其他像是主食是否減半食用、是否吃零食或喝酒等，分別用╳與○做記錄。使用計步器的人，請記載每天的步數與跑走法的加總時間。大致來說，跑走法六十分鐘相當於每天步行一萬步以上。

本書最後的拉頁附錄，是日誌的格式用紙，請讀者們自行影印使用，它會是你減肥的生力軍。

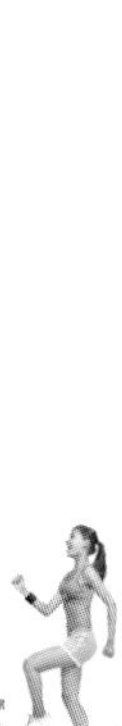

減重日誌記錄範例

跑走法減重日誌（一週記錄）

第＿＿週　　姓名＿＿＿＿＿＿

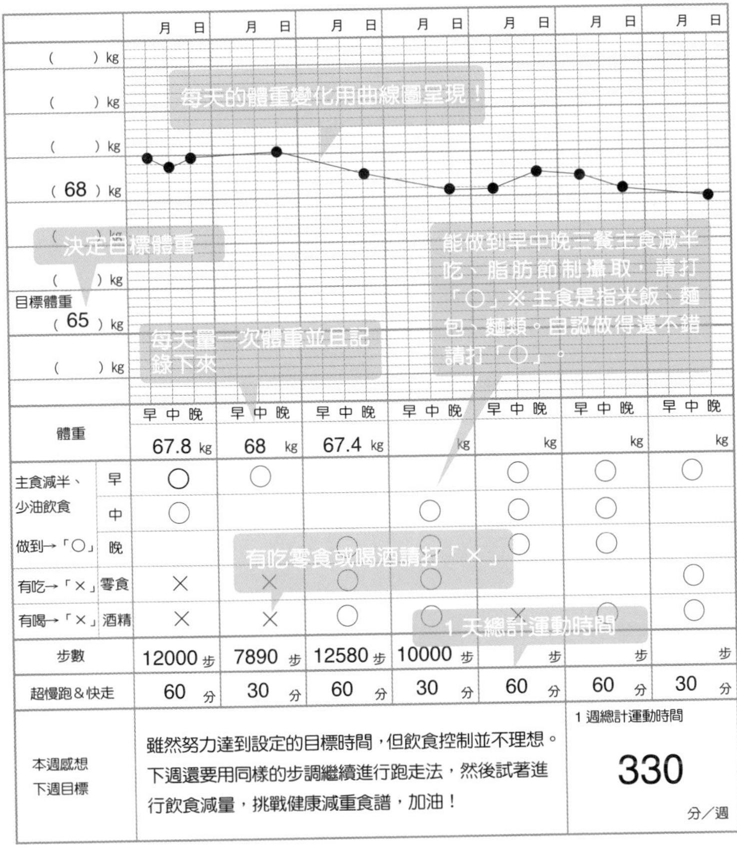

月　日

每天的體重變化用曲線圖呈現！
決定目標體重
每天量一次體重並且記錄下來
能做到早中晚三餐主食減半吃、脂肪節制攝取，請打「○」※主食是指米飯、麵包、麵類。自認做得還不錯請打「○」。

體重		早 中 晚 67.8 kg	早 中 晚 68 kg	早 中 晚 67.4 kg	早 中 晚 kg	早 中 晚 kg	早 中 晚 kg	早 中 晚 kg
主食減半、少油飲食	早	○	○			○	○	○
	中	○			○	○	○	
做到→「○」	晚			○	○	○	○	
有吃→「×」	零食	×	×	○	○			○
有喝→「×」	酒精	×	×	○	○	×	○	○
步數		12000 步	7890 步	12580 步	10000 步	步	步	步
超慢跑＆快走		60 分	30 分	60 分	30 分	60 分	60 分	30 分

有吃零食或喝酒請打「×」

1天總計運動時間

目標體重
（65）kg

本週感想 下週目標	雖然努力達到設定的目標時間，但飲食控制並不理想。下週還要用同樣的步調繼續進行跑走法，然後試著進行飲食減量，挑戰健康減重食譜，加油！	1週總計運動時間 330 分／週

身體文化 126

日本醫學博士教你90秒跑走法，3個月速瘦6公斤

作者—田中宏曉
譯者—胡慧文
責任編輯—郭香君
執行企劃—張燕宜
封面、內頁版型設計—比比司設計工作室
封面、內頁插畫—加藤馬卡龍
董事長
總經理—趙政岷
總編輯—余宜芳
出版者—時報文化出版企業股份有限公司
10803台北市和平西路三段二四〇號四樓
發行專線—（〇二）二三〇六—六八四二
讀者服務專線—〇八〇〇—二三一—七〇五
（〇二）二三〇四—七一〇三
讀者服務傳真—（〇二）二三〇四—六八五八
郵撥—一九三四四七二四時報文化出版公司
信箱—台北郵政七九～九九信箱
時報悅讀網—http://www.readingtimes.com.tw
第一編輯部臉書 http://www.facebook.com/readingtimes.fans
流行生活線臉書 http://www.facebook.com/ctgraphics
法律顧問—理律法律事務所 陳長文律師、李念祖律師
印刷—盈昌印刷有限公司
初版一刷—二〇一四年十二月十九日
定價—新台幣二三〇元

國家圖書館出版品預行編目（CIP）資料

日本醫學博士教你90秒跑走法,3個月速瘦6公斤 / 田中宏曉作. -- 初版. -- 臺北市 : 時報文化, 2014.12
面； 公分
ISBN 978-957-13-6126-0（平裝）

1.減重 2.運動健康

411.94 103021972

ISBN 978-957-13-6126-0
Printed in Taiwan